LA FAMILIA QUE ESPERA UN BEBÉ

Desde el embarazo hasta el parto

Por Fairview Health Services
En asociación con la Universidad de Minnesota

Fairview Press
Minneapolis

Publicado por Fairview Press, 2450 Riverside Avenue, Minneapolis, Minnesota 55454. Fairview Press es una división de Fairview Health Services, un sistema de salud orientado a la comunidad y asociado con la Universidad de Minnesota que proporciona una variedad completa de servicios, desde prevención de enfermedades y lesiones hasta atención para las afecciones más complejas. Para obtener un catálogo actualizado gratuito de los títulos de Fairview Press, llame sin cargo al 1-800-544-8207 o visite www.fairviewpress.org.

Información de catalogación en fuente de la Biblioteca del Congreso
La familia que espera un bebé: desde el embarazo hasta el parto / por Fairview Health Services.
   p. cm.

   ISBN 1-57749-145-9 (en rústica comercial: papel alcalino)
   ISBN 978-1-57749-145-3
1. Embarazo. 2. Parto. I. Fairview Health Services.

   RG525.E985 2004
   618.2'4--dc22

        2003016046

Primera edición: enero de 2004
Impreso en los Estados Unidos de América

SMARTworks 520013sp – 8/08

Autora: Linda Picone
Edición general: Lora Dundek
Diseño: Jane Dahms Nicolo
Ilustración: Barbara Beshoar

Agradecimientos
Son muchas las personas de Fairview Health Services que han contribuido a este proyecto. Entre ellos se encuentran Dalia Abrams, BSc, MA, CCE; Jody Arman-Jones, BsEd, CCE; Nancy Barkley, RN; Judy Cannon, RNC, MS; Deb Cathcart, RN, MS; Linda DiBartolo, RNC; Kathy Eide, RN, NP; Mary Ess, RN, IBCLC; Donna J. Florence, MS, RN, ACCE, CNS; Patricia Fontaine, MD; Laurie Frattallone, BA; Becky Gams, RNC; Kay Gray, BA, BS; Judy Grumm, RN; Margaret Harder, CCRN, BSN, MA; Lora Harding-Dundek, BA, MPH, ICCE; Jeanne Hartwig, LPN; Debra Heaver, RN; Jane Helgesen, RN, IBCLC; Debra Johnson, RN; Kathryn Kerber, RN, MS, CNS; Evelyn Lindholm, RN, IBCLC; Kathleen Maloney, RN; Rachel McCann, RN; Laurie McNamara, RN; Bonnie Miller, RN; Patti Mortland, RN, CNNP; Kim Mullon, RN; Sue Nesheim, RN; Denise Palmer, RN, MS; Lorina Patterson, consejera para padres; Vicki Pieper, RN, IBCLC; Jeri Price, BA, CCE; Wendy Raisir, consejera para padres; Jane Rauenhorst, MALP; Marie Root, RN, IBCLE; Ann Shelp, BSN, ICCE; Anthony Shibley, MD; Arlyce Shook, RNC; Noreen Siebenaler, RN, MSN, IBCLC; Patti Sollinger, MSN, CPNP; Sheryl Lynds Stowman, MDiv, supervisora de la ACPE y Aner Vladaver, MD. Agradecemos a nuestros pacientes y su familia, y a todas las personas que nos ayudaron con este libro desde su concepción hasta su realización.

Contenido

Introducción

Este libro —y el volumen complementario, *La nueva familia: el primer año de su hijo*— ha sido concebido para proporcionar la información fundamental que usted necesita para tomar las mejores decisiones posibles con respecto al embarazo, el parto, el nacimiento y la crianza. Para obtener más información, encontrará una lista con recursos recomendables al final de la mayoría de los capítulos.

Es posible que en ocasiones se sienta abrumada por la cantidad de información y recursos disponibles para ayudarla a prepararse para la llegada del bebé y la crianza. Quizá se pregunte "¿Qué necesito saber?"

Para responder a esta pregunta tan amplia, intente imaginarse a usted misma en situaciones específicas:

- ¿Cree que continuará trabajando y haciendo ejercicio durante el embarazo? Si es así, ¿qué información necesita para que esto suceda?

- ¿Dónde se imagina que hará el trabajo de parto? ¿Estará en cama o caminará? ¿Con su propia ropa o con la bata del hospital? ¿Quién está con usted? ¿Qué información necesita para esclarecer estas dudas?

- Una vez que el bebé haya nacido ¿se imagina que estará junto al bebé todo el tiempo durante la hospitalización? o ¿el bebé estará en la sala para recién nacidos? ¿Cómo se imagina alimentando al bebé?

Pensar en situaciones específicas como éstas la guiará para preguntar lo que realmente necesita saber. Juntos, *La familia que espera un bebé* y *La nueva familia* le brindarán claridad a sus pensamientos y la ayudarán a encontrar las respuestas que necesita.

Además de los consejos que encontrará en estos libros, también recibirá información y asesoramiento por parte de los proveedores de atención médica. Los proveedores de atención médica pueden ser médicos, enfermeras obstétricas certificadas, enfermeras certificadas o enfermeras especializadas. Probablemente, también reciba ayuda del personal de educación para el parto o de una doula. Las relaciones que forje con las personas que les proporcionan atención directa a usted y al bebé son de gran importancia. En conjunto, estos proveedores de atención médica le brindarán los recursos que necesita para vivir un embarazo saludable y tener un bebé saludable.

1 *Está embarazada*

A lo largo del embarazo, usted deberá prestar especial atención a su salud, tanto por su bien como por el bien del bebé. El ejercicio, la dieta y otros hábitos influyen en gran medida en cómo se siente durante el embarazo y son importantes para brindar a su bebé el mejor comienzo.

El libro describirá todo su embarazo y el nacimiento del bebé. Los capítulos están ordenados según avanza su embarazo para que usted pueda recurrir a cada uno de ellos y leer sobre cómo está cambiando su cuerpo, cómo se está desarrollando el bebé y qué puede estar sintiendo usted.

ALGUNAS DE LAS PREGUNTAS CUYA RESPUESTA ESTÁ INCLUIDA EN ESTE CAPÍTULO SON:

- ¿Qué puedo esperar de mi proveedor de atención médica?
- ¿Cómo puedo aprovechar al máximo en la clínica?
- ¿Puedo tomar alcohol durante el embarazo?
- ¿Qué debo comer?
- ¿Cuánto debo aumentar de peso?
- ¿Puedo hacer ejercicio?
- ¿Por qué estoy tan malhumorada?
- ¿Cómo puedo manejar el estrés?
- ¿Es seguro tener sexo durante el embarazo?

Usted y su proveedor de atención médica

Los proveedores de atención médica de su clínica pueden ayudarla a tener un mejor embarazo y un bebé más saludable si comienza a consultarlos apenas piensa que está embarazada. Es importante seguir sus recomendaciones a medida que pasan los meses.

Puede elegir un médico, una enfermera especializada o una enfermera obstétrica como proveedor de atención primaria durante su embarazo.

- Su **médico** puede ser **un obstetra,** quien se especializa en la atención de la mujer durante el embarazo y el parto, o **un médico general,** quien puede brindar la mayor parte de la atención médica a todos los miembros de la familia.

- Las **enfermeras obstétricas certificadas** son enfermeras registradas con capacitación en embarazo y parto. Le suministran atención prenatal completa, asisten en el parto y la visitan para hacerle exámenes físicos, que incluyen papanicolau y planificación familiar. Las enfermeras obstétricas certificadas trabajan en estrecha colaboración con los obstetras, y también lo harán con usted como parte del equipo para su atención médica.

- Las **enfermeras especializadas** son enfermeras registradas que recibieron una capacitación especial en salud de la mujer. Generalmente trabajan junto con los médicos durante el embarazo, y es posible que vea a una enfermera especializada con frecuencia durante sus citas en la clínica. No asisten en el parto, pero son las responsables de la atención de rutina antes y después del parto.

- Los **asistentes médicos** tienen una capacitación médica especial para ayudar a los médicos a suministrar atención en muchas áreas distintas, incluidos el embarazo y el parto.

Al principio, tal vez visite la clínica una vez al mes. En tanto avance su embarazo, se le pedirá que asista con mayor frecuencia, ya que los cambios pueden ser más rápidos en este momento. Se le examinará la presión arterial, la orina y el peso cada vez que visite la clínica. A medida que el bebé se desarrolla, también se examinará su crecimiento, frecuencia cardiaca y posición en su cuerpo.

Las citas en la clínica ayudarán a la mayoría de las mujeres a sentirse más cómodas con su salud y la salud de su bebé. Sin embargo, si existen complicaciones, estas citas regulares permitirán que su proveedor de atención médica las detecte a tiempo, lo cual es importante para prevenir y tratar los problemas.

Sus proveedores de atención médica son los expertos en lo que respecta al embarazo, pero la experta en lo que respecta a su persona es *usted.* No tema expresar lo que piensa o siente, o lo que le preocupa. Ellos deben saberlo. Piense que usted y sus proveedores de atención médica son un equipo, que trabajan juntos para lograr un embarazo satisfactorio y un bebé sano.

Para asegurarse de que las citas en la clínica sean de gran utilidad, es necesario que:

- **Escriba las preguntas que quiera hacer antes de la cita.** Tenga a mano un cuaderno o anotador y escriba las preguntas a medida que se le ocurran. Así no se las olvidará cuando acude a la clínica.

- **Vuelva a preguntar si no comprende una respuesta.** Los términos y las frases médicas pueden sonar extraños e incluso atemorizantes para algunos pacientes. Vuelva a hacer la pregunta o parte de la pregunta si no entiende la respuesta. Sus proveedores de atención médica quieren estar seguros de que usted reciba la información que necesita.

- **Sea honesta.** Es muy, muy importante que sea totalmente franca con sus proveedores de atención médica acerca de sus actividades, incluso aquéllas sobre las que no le es cómodo hablar. Si fuma o consume drogas o alcohol, sea honesta. Sus proveedores de atención médica la ayudarán con educación y derivaciones médicas.

- **Describa cómo se siente con la mayor claridad posible.** No diga simplemente "me duele"; diga *dónde, cuándo, cuánto y con qué frecuencia.* A veces no es fácil de describir, pero trate de ser específica.

- **Lleve un control de lo que aprende en sus citas en el consultorio médico.** Tome notas durante las citas en el consultorio médico. Es fácil olvidar lo que acaba de oír o confundirse cuando recibe una gran cantidad de información a la vez. Tome notas. Lleve un cuadro con su peso, presión arterial y otros exámenes (en la sección Cómo llevar un registro de su embarazo, páginas 51 a 56, encontrará dónde hacerlo).

- **Obtenga más información.** Las librerías y bibliotecas tienen muchos libros excelentes sobre maternidad. Al final de cada capítulo de este libro, encontrará una lista de libros, videos y otros recursos que podrán serle útiles.

Lo que usted tiene derecho a esperar

Sus proveedores de atención médica deben proporcionarle servicios médicos de calidad de forma respetuosa. Esto incluye:

- **Servicio inmediato.** Es probable que tenga que pasar algún tiempo en la sala de espera, pero hable con el personal (sin perder la calma) si considera que ha pasado demasiado tiempo esperando. Además, puede esperar que su proveedor de atención médica devuelva sus llamadas telefónicas en un tiempo razonable.

- **Compromiso.** Usted debe poder recibir atención aun cuando su enfermera obstétrica o su médico están fuera de la ciudad. Solicite más detalles en su clínica.

- **Tratamiento respetuoso.** Usted y sus proveedores de atención médica deben tener una relación abierta, honesta, amigable y respetuosa. Si siente que no la tratan con respeto, hable sobre ello con su proveedor de atención médica.

- **Estricta confidencialidad.** Sus cita con el proveedor de atención médica y sus conversaciones con él son privadas. Su proveedor de atención médica no debe hablar sobre usted con ningún otro paciente.

- **Sensibilidad hacia las diferencias culturales.** No todos tenemos los mismos hábitos y creencias, y sus proveedores de atención médica deben entender y respetar su cultura y origen étnico. Si existen malentendidos, es posible que su proveedor de atención médica no esté familiarizado con su cultura. Usted puede ayudar a enseñarle.

Seguro médico

Usted es la responsable de saber qué cobertura médica le proporcionará su seguro médico. Es mejor llamar a su compañía aseguradora al comienzo de su embarazo para averiguar cuándo comienzan sus beneficios prenatales, qué servicios están cubiertos, a qué proveedores de atención médica puede consultar, etcétera. Consulte la página 28 para obtener una lista de preguntas para hacer a su compañía aseguradora.

Nutrición y salud

Su bebé merece un comienzo saludable. Comer bien, mantenerse alejada de sustancias nocivas y hacer ejercicio con regularidad durante el embarazo es bueno para su bebé y también para usted.

Fumar

Aun si usted conoce a alguien que fumó durante el embarazo y tiene un bebé sano, la evidencia es clara. Fumar es perjudicial para los bebés. Si usted fuma, el embarazo es el mejor motivo para dejar de hacerlo. Las mujeres que fuman durante el embarazo tienen mayor probabilidad de tener bebés prematuros, con un peso inferior a 5½ libras, que nacen muertos o mueren a corta edad. Como fumadora, es posible que experimente un mayor sangrado vaginal durante el embarazo y que tenga problemas con la forma en que la placenta se adhiere al útero. Éstos son datos aterradores. ¿Por qué arriesgarse con su bebé? Su proveedor de atención médica puede ayudarla con un programa para dejar de fumar. Aun si no fuma, estar expuesta a humo de segunda mano puede ser perjudicial para usted y su bebé.

Alcohol

Usted podrá decir: "Pero si mi mamá tomó alcohol cuando estaba embarazada de mí y yo estuve bien". Es difícil creer que algo tan incorporado en nuestras vidas como una cerveza durante un partido de fútbol, un vaso de vino con la cena o champagne para celebrar una ocasión especial pueda ser peligroso para el bebé que está por nacer.

Beber alcohol durante el embarazo puede ocasionar **síndrome de alcohol en el fetal** (FAS, por sus siglas en inglés), una combinación de defectos congénitos que incluyen retraso mental. El abuso de alcohol durante el embarazo es la causa principal de retraso en los Estados Unidos.

Nadie sabe exactamente cuánto alcohol es demasiado durante el embarazo. Algunos estudios demuestran que incluso una pequeña cantidad que se ingiere de forma regular puede afectar el crecimiento del bebé. ¿Por qué arriesgarse? El Director General de Salud Pública recomendó que las embarazadas no tomen *nada* de alcohol.

Si tomó una o dos copas, incluso antes de saber que estaba embarazada, probablemente no deba preocuparse. No obstante, debe hablar con su proveedor de atención médica para estar segura.

Peligros ambientales

Algunas sustancias químicas ambientales, incluidas sustancias químicas en el hogar o en el lugar de trabajo, así como el mercurio y los bifenilos policlorados en el pescado, pueden ser peligrosos para su bebé. Consulte a su proveedor de atención médica sobre la información más actualizada relacionada con posibles peligros ambientales. Además, si usted tiene un gato, pida a otra persona que limpie su caja de desperdicios. Las heces de los gatos pueden estar infectadas con **toxoplasmosis,** un parásito muy perjudicial para su bebé. Asegúrese de cocinar bien los alimentos y evite los productos lácteos no pasteurizados.

Fármacos

Cualquier fármaco, así sean sustancias ilegales como la marihuana, fármacos con receta médica, o incluso medicamentos de venta sin receta tan comunes como la aspirina, pueden tener un efecto perjudicial en el bebé. Usted debe hablar con honestidad con su proveedor de atención médica sobre el tipo de medicamentos o fármacos que toma.

La mayoría de las drogas ilegales, incluidas la cocaína, la heroína, las metanfetaminas, el éxtasis, los agentes depresivos, el LSD y la fenilciclidina pueden dañar seriamente al bebé durante el embarazo. Pueden tener efectos a largo plazo, incluidos problemas mentales, físicos y emocionales para el bebé.

Los medicamentos de venta sin receta y los fármacos con receta médica pueden ser seguros pero debe consultar a su proveedor de atención médica para estar segura. Cosas que generalmente son inofensivas, como la aspirina, pueden ser peligrosas durante el embarazo. Haga una lista de todo lo que toma, desde vitaminas hasta antibióticos con receta médica y analgésicos y muéstresela a su proveedor de atención médica.

Los remedios herbales también pueden afectar a su cuerpo o al bebé. Si usa hierbas como medicamentos o toma té de hierbas con frecuencia, consulte a su proveedor de atención médica para obtener recomendaciones sobre seguridad.

Comer bien

Habrá momentos durante el embarazo en los que tendrá ganas de comer todo lo que vea y otros en los que el sólo pensar en la comida le revolverá el estómago. Ya sea que coma poco o mucho, los alimentos deben ser los adecuados. El embarazo es un buen momento para desarrollar hábitos de buena alimentación para usted misma y para su familia.

Una madre embarazada o en período de lactancia necesita una gran cantidad de calcio, y debe comer como mínimo 3 ó 4 raciones de productos lácteos por día. Si no le gusta la leche, pruebe con yogur o queso cottage.

Además del calcio, las embarazadas necesitan ácido fólico, que se ha probado que reduce la aparición de algunos defectos congénitos. El ácido fólico es un compuesto de la familia de la vitamina B que se encuentra en los vegetales de hoja verde, las frutas frescas, el hígado, las levaduras de los alimentos, los cereales, el pan y el cacahuate, o puede tomarse como suplemento.

Esto es lo que los diferentes alimentos hacen por usted y el bebé:

- **Los productos lácteos** (leche, queso, yogur) la ayudan a fortalecer huesos y dientes
- **Las proteínas** (carnes, pescado en pequeñas cantidades, huevos, soja, nueces, manteca de cacahuate) ayudan en el desarrollo del cerebro y los órganos.
- **Los cítricos** (naranjas, pomelos) fortalecen las células del cuerpo y la sangre.
- **Los vegetales de hojas verdes** (espinaca, brócoli, repollo) ayudan para que los huesos, el pelo y la piel del bebé se desarrollen de forma adecuada.
- **Otras frutas y vegetales** (papas, zanahorias, manzanas, uvas, bayas) ayudan a prevenir el estreñimiento y le dan energía.
- **El pan, el cereal, las pastas, los carbohidratos** promueven el desarrollo del sistema nervioso.
- **El agua y otros líquidos** (que no incluyen los refrescos ni el café): 8 a 10 vasos o más por día ayudan a prevenir la deshidratación.

Hable con su proveedor de atención médica acerca de la cantidad y el tamaño de las raciones recomendadas para embarazadas y madres en período de lactancia.

Cuando tenga hambre, se sentirá tentada a comer bocadillos como galletas dulces, pastel o helado. Su cuerpo le avisa de que quiere comer, pero no le dice qué comer. Usted es quien decide, y puede tomar decisiones saludables.

Tenga a mano bocadillos saludables. Una naranja puede darle sensación de saciedad y es buena para usted y el bebé. Un vaso de jugo de manzana es mejor que una lata de refresco, las galletas comunes son mejores que las papas fritas. (Las galletas saladas, el cereal y las tostadas generalmente ayudan con las náuseas.)

El promedio de aumento de peso

El promedio de aumento de peso durante el embarazo es de 25 a 35 libras. Parte de este aumento de peso se debe al bebé que crece en su vientre (7½ a 8½ libras). El resto es el resultado de los cambios en su cuerpo para permitir que el bebé crezca y a medida que se prepara para amamantarlo después del parto.

Aumento de peso

Usted aumentará de peso durante el embarazo y debe hacerlo para el desarrollo saludable del bebé. Una embarazada saludable se ve diferente a una mujer saludable que *no* está embarazada.

Si tiene bajo peso, necesitará aumentar más (de 28 a 40 libras) que si está excedida de peso (de 15 a 20 libras). Las mujeres con peso promedio deben aumentar de 25 a 35 libras. Mantenga una dieta equilibrada y aumentará la cantidad de peso adecuada para usted. Es correcto ingerir unas 300 calorías más por día que en una dieta saludable para mujeres no embarazadas. Un vaso de leche descremada y medio sándwich agregarían alrededor de 300 calorías.

Durante el primer trimestre, es posible que aumente pocas libras (de 3 a 6), la mayoría por el aumento de sangre y líquidos. Durante el resto del embarazo, puede aumentar hasta una libra por semana a medida que el bebé crezca.

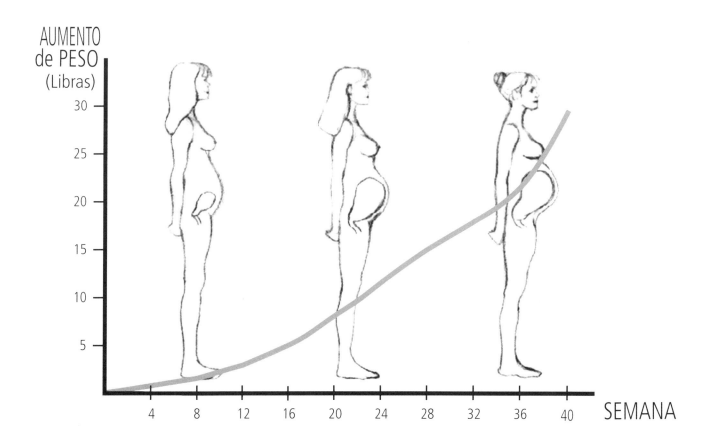

Ejercicio

El ejercicio regular durante el embarazo no es solamente bueno para el bebé, también la hará sentir mejor a usted. Le dará energía, se sentirá mejor consigo misma, reducirá el estrés y la ayudará a recuperar la silueta más rápidamente después del nacimiento del bebé.

Si ya hace ejercicio con regularidad, tal vez pueda continuar con lo que hace, pero a un ritmo más lento, hasta que nazca el bebé. Consulte con su proveedor de atención médica si el ejercicio que usted realiza regularmente es demasiado agotador o incluye movimientos bruscos. Si comienza a sentir algún tipo de molestias, preste atención a la señal que le envía el cuerpo y cambie el tipo de ejercicio.

Si no ha estado haciendo ejercicio con regularidad, comience gradualmente y no intente hacer nada demasiado agotador de inmediato. Una caminata rápida de 30 minutos o más, 3 veces por semana como mínimo, es un ejercicio excelente.

Consulte a su proveedor de atención médica antes de comenzar con cualquier programa de ejercicio. Cualquiera que sea el ejercicio que elija, haga movimientos suaves y no bruscos o violentos. Usted debe poder hablar mientras hace ejercicio. Si siente algún dolor, deténgase. Y no olvide tomar mucha agua.

Los siguientes tipos de ejercicio son especialmente buenos para las embarazadas.

Kegel

Apriete deliberadamente los músculos que usa para detener el flujo de orina. (Esta es una forma de hacerlo: imagine que está sentada en el baño y suena el teléfono). Mantenga apretado durante algunos segundos, luego relaje. Haga esto tantas veces como pueda, hasta 100 veces al día. Puede hacer los ejercicios Kegel en cualquier lugar. Los ejercicios Kegel aumentarán el tono de los músculos de la base pélvica, lo que es muy importante para cuando el bebé presione contra su vejiga.

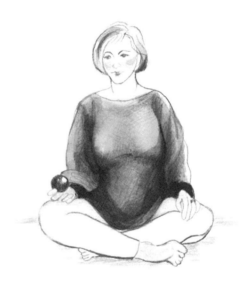

Esto reducirá las posibilidades de goteo de orina al toser o estornudar. Además, puede mejorar las relaciones sexuales. Es el ejercicio más importante para las embarazadas.

Rigidez en la pelvis

Apóyese sobre sus manos y rodillas. Mírese las rodillas, empuje las caderas hacia dentro y arquee la espalda como un gato enojado. Mantenga la posición durante unos segundos (intente contar hasta 5) y luego relaje. Repita 10 veces como mínimo. Este ejercicio ayuda a estirar la parte inferior de la espalda al final de un largo día de pie.

En esta posición, no permita que se arquee la columna ni que se hunda la panza.

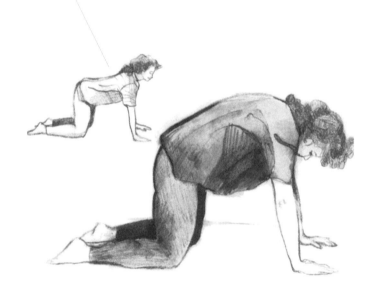

Posición de sastre

Siéntese con las piernas abiertas y las plantas de los pies juntas. Ponga los brazos entre las piernas y baje las rodillas hacia el suelo. Cuente hasta 10, luego relaje. Repita 10 veces como mínimo. Este ejercicio fortalece y estira los músculos de la parte interior del muslo.

Trate de mantener una buena postura. La parte inferior de la espalda debe estar recta.

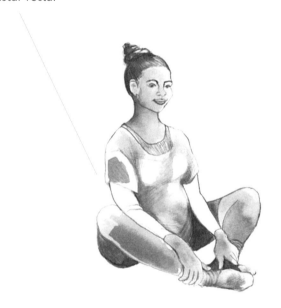

Rotación de hombros

Estire los brazos hacia fuera y haga círculos a los lados del cuerpo. Rote 5 veces en una dirección, luego otras 5 en dirección opuesta. También puede hacer rotación de hombros con las manos tocando los hombros. Estos ejercicios aliviarán la tensión de la parte superior de la espalda si trabaja en un escritorio o con la computadora todo el día.

Aplanamiento de espalda

Recuéstese sobre la espalda con los brazos a los lados. Levante las rodillas hacia el pecho con los tobillos cruzados. Presione la región lumbar contra el suelo y rote las caderas. Haga círculos en una dirección por unos momentos, luego hágalos en la dirección opuesta. Este ejercicio no debe realizarse después de las 20 semanas de embarazo, pero durante los primeros meses puede ayudar a aliviar los dolores de espalda.

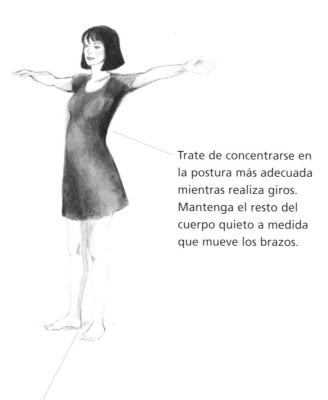

Trate de concentrarse en la postura más adecuada mientras realiza giros. Mantenga el resto del cuerpo quieto a medida que mueve los brazos.

Los pies deben estar separados a la distancia de los hombros.

Mantenga la respiración constante mientras realiza ejercicios físicos. Para usted y el bebé es importante mantener la circulación del aire en el cuerpo.

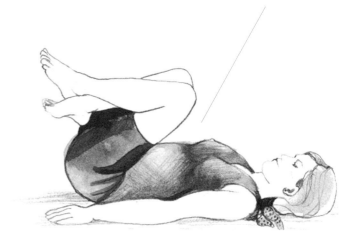

Sus emociones

Estar embarazada y tener un bebé cambiarán su vida de maneras que ni siquiera puede imaginar. Es normal sentirse de diferentes maneras y pasar por distintos estados de ánimo durante el embarazo. En ocasiones se sentirá feliz, la más feliz del mundo. En otros momentos romperá en llanto por la cuestión más ínfima. Puede sentirse impaciente e irritable por momentos, y luego tranquila y apacible. A veces experimentará todas las sensaciones casi al mismo tiempo: alegría, tristeza, irritabilidad, calma.

Algunos de estos cambios de humor son el resultado de cambios hormonales. La ayudará recordar que son normales.

Tomarlo con humor la ayudará a usted y a quienes la rodean. Piense en tener un hijo como si fuera una aventura y disfrute de los cambios en su cuerpo y sus perspectivas de vida.

Los cambios físicos pueden afectar a su estado de ánimo. Por ejemplo, si siente náuseas y cansancio durante los primeros meses del embarazo, es probable que también esté un poco susceptible. Cuando su cuerpo está más grande y tiene dificultades para ponerse de pie desde una silla en la última etapa del embarazo, tal vez se sienta impaciente, como si el bebé nunca fuera a nacer.

Si éste es su primer hijo, es probable que no se sienta segura de lo que significará para usted tener un bebé. Algunas de las preguntas que pueden presentarse son: ¿Mi casa es lo suficientemente grande? ¿Será necesario que renuncie a mi trabajo? ¿Puedo yo misma cuidar a un bebé? ¿Cómo serán el trabajo de parto y el parto? ¿Cuento con la cantidad suficiente de dinero? ¿Cómo cambiará la relación con mi pareja? ¿Amaré a mi hijo lo suficiente? ¿Me amará mi hijo? Hablar sobre estas cuestiones la ayudará a aliviar su ansiedad mientras encuentra respuestas a preguntas más importantes.

Si ya tiene otros hijos, se sentirá con más confianza en algunos aspectos, por ejemplo, ya sabe cómo cambiar un pañal y alimentar al bebé, pero surgirán otras inquietudes. ¿Tengo energía suficiente para otro hijo? ¿Cómo reaccionará mi pareja? ¿Se resentirán mis otros hijos por este bebé? ¿Tengo la capacidad de amar lo suficiente a todos?

Durante el primer trimestre de embarazo, es probable que esté encerrada en sí misma, que se sienta protectora del niño que lleva dentro suyo y que piense en lo que este bebé significará en su vida. El segundo trimestre normalmente es un período de más apertura. Su embarazo es más evidente, se siente bien físicamente y es probable que esté muy entusiasmada. Finalmente, los últimos tres meses son otro período de introspección. El peso de su bebé puede hacer más lentos sus movimientos y sabe que falta poco tiempo para que nazca el niño que tendrá que cuidar.

Para algunas mujeres, escribir sus temores y pensamientos felices en un diario ayuda durante el embarazo. Otras sienten que hablar con otras madres alivia gran parte de su ansiedad. También están las que leen todo lo que está a su alcance sobre tener un bebé, porque estar bien informadas las hace sentir más seguras.

Si este embarazo no fue planificado, si no tiene una pareja que la acompañe ni un sistema de apoyo, o si planifica dejar a su bebé en adopción, necesitará apoyo emocional complementario. Consulte a su proveedor de atención médica, quien podrá indicarle las agencias y grupos que la ayudarán.

Estrés

Puede sobrellevar mejor el estrés en su vida, incluso el que ocasiona estar embarazada, si:

- **Consume una dieta equilibrada y saludable.**

- **Duerme lo suficiente.** Escuche a su cuerpo; duerma una siesta cuando lo necesite.

- **Ejercita periódicamente y respira aire puro.**

- **No se excede.** Dedique tiempo a relajarse. No trate de cumplir con todas sus obligaciones.

- **Disfruta de esta etapa.** Realice al menos una actividad todos los días que la haga sentir bien.

- **Permite que los demás la ayuden.** Su pareja u otras personas pueden ofrecerse a hacer las cosas que normalmente usted hace. Permítalo.

- **Si tiene dificultades para manejar el estrés en su vida, consulte a su proveedor de atención médica, quien la ayudará a encontrar apoyo en la clínica, el hospital o la comunidad.**

El embarazo y el aspecto espiritual

Muchas mujeres embarazadas se ven a sí mismas como un milagro que avanza. Considere el milagro de dos personas que se unen para formar un ser, células que se encuentran desde lugares secretos y se organizan de maneras únicas y maravillosas. Tal vez se pregunte sobre la fuerza milagrosa que impulsa estos cambios increíbles y se sienta humilde ante tanto poder. Quizás se pregunte por qué fue elegida para amar y criar a este pequeño ser. Todo esto puede llevarla a creer que se ha embarcado en un viaje espiritual.

Cada vez que tenga la oportunidad, puede buscar momentos de tranquilidad para relajarse y reflexionar sobre las consecuencias de este milagro. Muchos futuros padres encuentran en la oración o la meditación, la redacción o la introspección tranquila una herramienta que les será útil en su recorrido. Éste es un período en el que muchas personas dedican tiempo a pensar en Dios, o cualquiera sea el nombre que atribuyan al poder supremo. A medida que transita este período, reconozca sus emociones. Pueden consistir en entusiasmo, confusión o temor. Quizás sienta un respeto profundo por el misterio de la creación y el Creador. Puede sentir ansiedad y temor, preguntarse si está preparada para esta vida nueva, y querer buscar el significado y el objetivo en su vida. También puede recordar a las mujeres que ya transitaron este camino antes que usted: su madre, abuelas, tías y otras con las que sienta una conexión.

Su pareja

La vida de su pareja también cambiará. Prepararse juntos para este bebé puede ser una experiencia maravillosa, pero también puede significar un período de resolver cuestiones que probablemente no analizaron antes. Tiene derecho a esperar apoyo y un poco de atención especial durante su embarazo, pero recuerde que su pareja también tiene necesidades emocionales. A menudo, la pareja no percibe la realidad del embarazo con la misma rapidez que la mujer, cuyo cuerpo está cambiando.

La comunicación es fundamental. Hable sobre lo que siente y escuche los sentimientos que experimenta su pareja. Durante el embarazo, dedique tiempo para que los dos puedan compartir su entusiasmo y temores sin presiones ni apuros.

Sexualidad

En la mayoría de los embarazos, es seguro tener relaciones sexuales, incluso hasta algunas semanas antes del nacimiento del bebé. Sin embargo, usted o su pareja pueden descubrir que su interés en las relaciones sexuales cambia durante el embarazo.

Quizás no esté interesada en el sexo durante los primeros tres meses simplemente porque los senos le duelen, está cansada o siente náuseas. Durante el segundo trimestre, tal vez sienta más energía y se sienta más sexy, ya que tendrá los senos más grandes y más sensibilidad en la zona genital. En el tercer trimestre de embarazo, el tamaño del bebé puede hacer que las relaciones sexuales sean incómodas.

El interés de su pareja en el sexo puede ser un reflejo del suyo; cuando sienta predisposición e interés, probablemente su pareja sienta lo mismo. Algunas parejas sienten que una mujer embarazada es encantadora y sensual con su cuerpo más volumi-

noso. Sin embargo, a veces su pareja puede tener otros temores o preocupaciones. ¿Tener relaciones sexuales dañará al bebé? ¿Ahora usted es madre y no amante?

Lo importante es cómo se sientan, tanto usted, como su pareja. Éste es un momento importante para que sean amables y considerados el uno con el otro. Si uno de ustedes tiene ganas de tener relaciones sexuales, pero el otro no, pueden explorar otras formas de intimidad, entre ellas, masajes, mimos y la masturbación hasta llegar al orgasmo.

En algunas situaciones, su proveedor de atención médica puede aconsejarle que evite tener relaciones sexuales, o que limite el tipo de relaciones sexuales que tiene. Estas situaciones incluyen:

- Antecedente de aborto espontáneo.
- Infección vaginal.
- Dolor abdominal o vaginal.
- Sangrado vaginal.
- Posibilidad de trabajo de parto prematuro.
- Membranas desgarradas o que pierden líquido.

Maltrato Intrafamiliar

El embarazo en ocasiones aumenta la violencia por parte de la pareja. Casi 1 de cada 6 mujeres sufren situaciones de violencia.

Tal vez no sea fácil terminar con una relación de pareja, aun si sufre maltrato físico o emocional especialmente si está embarazada. Quizás le preocupe si podrá mantenerse por sí misma o criar a su hijo sin su pareja. *No existen justificantes para agredir a una mujer embarazada ni al futuro bebé.* Si tiene una relación violenta, aun si su pareja solamente pierde el control "una vez cada tanto", ahora también debe pensar en su hijo. Las mujeres víctimas de agresión tienen más posibilidades de sufrir complicaciones durante el embarazo, por ejemplo, aborto espontáneo, bebés con bajo peso al nacer, hemorragia, trabajo de parto prematuro y la muerte del bebé antes de nacer.

Ninguna persona merece ser agredida. Ni usted ni su bebé. (Tampoco su pareja: a veces, son las mujeres quienes agreden a su pareja).

Existen muchas agencias y servicios que pueden ayudarla a usted y a su pareja a evitar la violencia y a crear un entorno seguro para el bebé. Consulte a su proveedor de atención médica para que la refiera.

Señales de advertencia

Algunos cambios en su cuerpo que se producen durante el embarazo pueden hacerla sentir un tanto extraña. La mayoría de las veces estos cambios son un aspecto normal del embarazo, incluso si no se parecen a nada que haya experimentado antes. Sin embargo, algunas veces pueden ser una señal de problemas. Informe a su proveedor de atención médica si en algún momento durante el embarazo observa o siente:

- **Un cambio en la secreción vaginal.** Esto significa *cualquier* sangrado vaginal en algún momento, olor vaginal poco común, o un aumento de la secreción vaginal antes de la semana 37 de embarazo.

- **Una disminución repentina en los movimientos del bebé.** En su clínica pueden enseñarle cómo registrar los movimientos del bebé. En la página 53 puede anotar el seguimiento de las patadas y otros movimientos del bebé.

- **Dolor abdominal agudo o un dolor que aparentemente no desaparece.**

- **Problemas de salud poco comunes.** Entre ellos, se incluyen:
  - Náuseas, vómitos o dolor de cabeza graves.
  - Hinchazón en las manos o la cara, o hinchazón muy evidente en los pies o los tobillos.
  - Visión borrosa; ver puntos frente a los ojos.
  - Dolor o sensación de ardor cuando orina.
  - Disminución en la cantidad de orina.
  - Escalofríos o fiebre.

- **Una sensación de que no se siente completamente bien.** Aunque no pueda detectar precisamente qué es lo que sucede, confíe en su cuerpo y sus instintos.

Asesoramiento y análisis genéticos

El asesoramiento y los análisis genéticos ayudan a las familias a conocer más sobre sus posibilidades de tener un hijo con defectos congénitos. Además, ayudan a detectar un patrón de trastornos genéticos en su familia, si lo hubiera. El asesoramiento y los análisis genéticos no son exámenes de rutina, pero es posible que su proveedor de atención médica los recomiende, especialmente si:

- Tiene más de 35 años.
- Tuvo un hijo con defectos congénitos.
- Tiene antecedentes familiares de trastornos genéticos.

Por lo general, los análisis genéticos se recomiendan *antes* de decidir que quiere quedar embarazada en caso de que exista la inquietud de que usted o el padre del niño pueden ser portadores de una enfermedad genética particular, o si existen antecedentes familiares de trastornos genéticos.

Después de quedar embarazada, es probable que le recomienden hacerse análisis o recibir asesoramiento genético a medida que toma decisiones sobre el embarazo y el cuidado del bebé luego del nacimiento.

Mediante el análisis de una muestra de sangre o a través de un examen de ultrasonido de la embarazada se puede comprobar si hay mayor riesgo de tener un bebé con ciertos defectos congénitos, como síndrome de Down o espina bífida. Para un análisis más a fondo, su proveedor de atención médica puede sugerir **una amniocentesis.** Una amniocentesis consiste en la extracción de una pequeña cantidad del líquido amniótico que rodea al bebé. Este líquido puede analizarse en un laboratorio para obtener información más precisa sobre el bebé y cualquier riesgo genético de salud.

Si se recomiendan análisis genéticos, su proveedor de atención médica le comentará cómo se realizarán y si existen riesgos para el bebé a fin de que pueda contar con la información para decidir. Recuerde que la mayoría de los bebés nacen sin defectos congénitos graves. Incluso cuando se encuentra un defecto congénito, es muy probable que el embarazo sea normal.

Para la pareja

Probablemente sienta el mismo entusiasmo y felicidad que su pareja embarazada. Tal vez se sienta *más* entusiasmado y feliz. Tanto usted como su pareja están ingresando en una nueva etapa de la relación. Ésta es una oportunidad de fortalecerla aún más.

También puede sentirse un poco abrumado. Se espera que apoye a su pareja, pero tal vez usted tenga sus propias dudas y temores que enfrentar.

Trate de recordar sus sentimientos positivos. Prepararse para la llegada de un bebé puede ser una manera de crecer juntos. Asegúrese de hablar con su pareja. Cuéntele sobre sus esperanzas y sueños para el bebé y para ustedes. Luego, asegúrese de escuchar también lo que ella le cuente. Durante el embarazo, es probable que ella atraviese por muchas emociones. Disfrute de los buenos momentos y sea paciente en los momentos de tristeza.

Trate de conservar el buen humor, pero asegúrese de reírse *con* ella y no de ella. Su pareja puede comenzar a llorar ante el comentario más simple. No considere estos episodios como algo personal en su contra.

Las relaciones sexuales pueden ser una cuestión delicada durante el embarazo. Usted puede tener ganas cuando ella no, o al revés. Tenga paciencia y piense en otras maneras de estar cerca si no tienen relaciones sexuales.

Apoye a su pareja en el desarrollo de hábitos saludables y practíquelos con ella. Aliméntense sanamente, ejerciten juntos y dejen de consumir bebidas alcohólicas. Si fuma, éste es el momento para dejar de hacerlo. El humo de segunda mano es nocivo tanto para la madre como para el bebé. Todo niño se merece nacer en un hogar saludable.

Para obtener más información

A Child Is Born [Nacer—La gran aventura] por Lennart Nilsson

Active Birth [Parto activo] por Janet Balaskas

The Birth Partner [La pareja en el nacimiento] por Penny Simkin

Essential Exercises for the Childbearing Year [Ejercicios esenciales para el año del nacimiento del bebé] por Elizabeth Noble

Pregnancy, Childbirth, and the Newborn [Embarazo, nacimiento y el recién nacido] por Penny Simkin

Pregnancy Day by Day [El embarazo día a día] por Sheila Kitzinger and Vicky Bailey

While Waiting [Mientras espera] por George E. Verrilli, MD y Anne Marie Mueser

When You're Expecting Twins, Triplets, or Quads [Cuando se está embarazada de mellizos, trillizos o cuatrillizos] por Barbara Luke

A Guide to Effective Care in Pregnancy and Childbirth, 3rd Edition [Guía para una atención eficaz durante el embarazo y el parto, 3ra edición] de Murray Enkin

My Pyramid for Pregnancy and Breastfeeding [Mi pirámide para el embarazo y el amamantamiento] <www.mypyramid.gov>

National Library of Medicine [Biblioteca Nacional de Medicina] <www.medlineplus.gov>

American College of Obstetricians and Gynecologists [Colegio Americano de Obstetras y Ginecólogos] <www.acog.org>

Childbirth Connection [Conexión con el parto] <www.childbirthconnection.org>

2 El primer trimestre

Durante los primeros tres meses del embarazo (cada período de tres meses se denomina **trimestre**), su cuerpo cambia rápidamente a medida que se adapta a llevar al bebé dentro de usted. Seguramente sentirá muchos de estos cambios, a pesar de que por lo general no sean evidentes para los demás. Al mismo tiempo, su bebé está pasando de ser una sola célula a un embrión que comienza a mover sus extremidades.

ALGUNAS DE LAS PREGUNTAS CUYA RESPUESTA ESTÁ INCLUIDA EN ESTE CAPÍTULO SON:

- ¿Cómo crece el bebé?
- ¿Qué puedo hacer con las "náuseas del embarazo"?
- ¿Por qué siento la necesidad de ir al baño tan seguido?
- ¿Qué debo hacer para los dolores de cabeza?
- ¿Cuáles son las señales del aborto espontáneo?
- ¿Qué tipo de análisis se me realizarán en la clínica?

El desarrollo del bebé

La vida de su hijo comienza con tan sólo un óvulo de su cuerpo que se une a un espermatozoide del padre. En menos de una hora desde que estas dos células se unieron para formar una sola, comenzaron a dividirse y multiplicarse. Al principio, simplemente tienen el aspecto de un grupo de células que no se parecen en nada a un bebé. A medida que las células continúan multiplicándose, comienzan a formar partes específicas del cuerpo humano.

Una mujer puede no saber que está embarazada durante el primer mes, pero el bebé ya está creciendo rápidamente. A finales del primer mes, el corazón del bebé comienza a latir y otros órganos empiezan a desarrollarse. El bebé tiene aproximadamente 3/16 de una pulgada de longitud, y se observan puntos oscuros que es donde estarán los ojos.

Durante el segundo mes se desarrollan el cerebro y la columna vertebral. La cabeza del bebé parece grande comparada con el resto del cuerpo. A finales de este mes, el bebé tiene aproximadamente una pulgada de largo y pesa menos de 1/10 de una onza. Los dedos de las manos y los pies comienzan a desarrollarse.

Durante el tercer mes, el largo del bebé se triplica hasta alcanzar un máximo de 3 pulgadas. Ahora el bebé pesa aproximadamente una onza. Los dedos de las manos y pies ya están desarrollados y comienzan a formarse las uñas. Incluso se observa el comienzo de lo que serán los dientes. Los órganos sexuales ahora pueden observarse.

Consulte a su proveedor de atención médica si tiene dolores de cabeza más prolongados o intensos de lo normal, o si observa cambios en la visión. Este tipo de dolor de cabeza a veces es una señal de presión arterial alta, y posiblemente usted y el bebé necesiten atención especial.

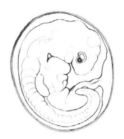

El espermatozoide (con cola) es absorbido por el óvulo en las trompas de Falopio. La cola se cae y la combinación nueva de material genético de la madre y el padre comienza a multiplicarse. Luego de algunas horas, se forman dos células. Cada una de éstas se divide y se convierte en más y más células. En sólo 5 días, se observa un agrupamiento de 90 células.

En la semana 4, el embrión adopta una forma y se distingue la cabeza y el comienzo de lo que serán los ojos.

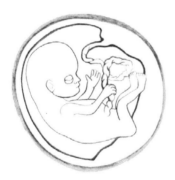

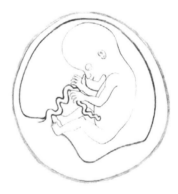

En la semana 8, se están formando los rasgos faciales y el bebé tiene dedos en las manos y en los pies. De hecho, ahora se observa el comienzo de todas las partes del cuerpo y las funciones. En la semana 8, el embrión se convierte en un "feto".

En la semana 12, el corazón del bebé está completamente formado y comienza a formarse el esqueleto. Las proporciones del bebé se acercan a las que tendrá cuando nazca, con la cabeza de aproximadamente ⅓ del tamaño de su cuerpo.

¿Qué le está pasando a mi cuerpo?

Durante el primer trimestre su cuerpo cambiará mucho y muy rápidamente, y es natural que esto le genere malestar en algunas ocasiones. Esté atenta a las señales que le envía su cuerpo; por ejemplo, si siente cansancio, le está diciendo que descanse, y recuerde que es probable que se sienta mejor durante el segundo trimestre.

Algunos cambios físicos que probablemente experimente son: sensibilidad en los senos, náuseas y vómitos, cansancio, desmayos, orinar con frecuencia, dolores de cabeza y secreción vaginal.

Sensibilidad en los senos

Para muchas mujeres, la sensibilidad y los dolores en los senos es lo que les indica que están embarazadas. Sus senos se preparan para alimentar al bebé, por lo tanto, las glándulas mamarias se agrandan y aumenta la cantidad de tejido graso. Sus pezones pueden oscurecerse y agrandarse, y puede observar la presencia de venas azuladas debajo de la piel de los senos.

Probablemente ahora deba usar un sostén más grande, o uno protector, que le sostenga mejor los senos. Existen sostenes para la lactancia, que tienen cintas y la parte posterior más anchas, pero cualquier sostén protector puede serle útil. Los sostenes de algodón son los mejores porque permiten que la piel se airee.

Náuseas y vómitos

Si sólo fueran las náuseas del embarazo... Puede sentir malestar estomacal en cualquier momento durante el día o la noche, y algunas mujeres afirman que sienten náuseas casi todo el tiempo durante el primer trimestre del embarazo.

La buena noticia es que este malestar habitualmente ocurre sólo en el primer trimestre.

Algunas de las cosas que puede hacer para sentirse mejor son:

- Tenga galletas saladas a mano y coma algunas cuando comience a sentir náuseas o antes de levantarse de la cama en la mañana.

- Aliméntese con porciones pequeñas y varias veces al día para que el estómago nunca esté vacío.

- Coma lentamente.

- Coma un poco de carne magra o queso antes de irse a dormir.

- Espere hasta después de comer para beber líquidos.

- Evite los alimentos que por lo general provocan náuseas en las embarazadas, como comidas fritas o muy condimentadas, mariscos, jugos de cítricos o bebidas con cafeína, como el café, te y las bebidas con cola.

- Evite las temperaturas muy frías o muy calientes, ya sea en las bebidas o en su casa o en la oficina.

Si las náuseas son graves o constantes, consulte a su proveedor de atención médica qué cosas puede consumir para sentirse mejor, incluso la vitamina B6 o el germen de trigo. Muy pocas mujeres sufren náuseas graves que las obligan a internarse.

Cansancio

Es normal sentirse muy cansada durante los primeros meses del embarazo. Este cansancio es causado por los cambios drásticos en las hormonas que se producen durante este período.

Puede ser complicado, especialmente si tiene un trabajo u otros hijos, pero cuando esté cansada, debe tratar de descansar. Acuéstese más temprano que de costumbre, y trate de dormir la siesta siempre que pueda.

Ejercitarse de forma periódica por lo general no produce más cansancio, sino que es totalmente lo opuesto. El ejercicio físico estimula la circulación y es beneficioso para usted y el bebé. Caminar es una actividad particularmente positiva y suele ser fácil adaptarla a su rutina.

Durante su embarazo, tiene más posibilidades de sufrir **anemia**. Cuando está anémica, la sangre no transporta el oxígeno suficiente al resto del cuerpo como debería. Probablemente la anemia sea una de las causas de su cansancio. Consulte a su proveedor de atención médica si el cansancio es muy intenso.

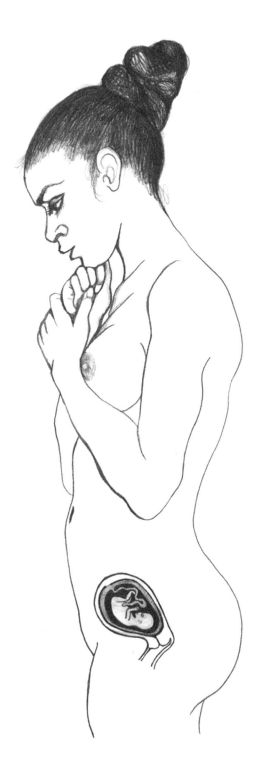

Puede ser que para los demás usted no se "vea embarazada" al finalizar el tercer mes, pero su barriga está empezando a redondearse a medida que el útero ocupa más de la cavidad pélvica.

Desmayos

Durante los primeros meses del embarazo, tal vez sienta mareos o sufra desmayos repentinos cuando se pone de pie luego de haber estado sentada o recostada. O puede desmayarse luego de haber estado de pie durante mucho tiempo, especialmente en una habitación calurosa. Estos desmayos pueden ser provocados por presión arterial baja, un nivel bajo de azúcar en la sangre o anemia.

Si siente que está a punto de desmayarse, siéntese y coloque la cabeza hacia abajo entre las rodillas. Póngase de pie lentamente, si estuvo sentada o recostada. Si tiene que estar parada durante cierto tiempo, muévase y ejercite las piernas.

Comer entre 5 y 6 comidas livianas durante el día ayuda a mantener alto el nivel de azúcar.

Orinar con frecuencia

A medida que su útero crece con el bebé, presiona su vejiga y usted necesita ir al baño más frecuentemente. La mayoría de las mujeres lo notan durante los primeros meses y luego nuevamente durante los últimos meses.

Es necesario que beba mucho líquido—de 8 a 10 vasos (8 onzas por vaso) o más cada día—para estar saludable durante su embarazo, pero puede beber la mayor parte temprano en el día así no tiene que levantarse para ir al baño varias veces durante la noche.

Los ejercicios Kegel (consulte el capítulo anterior) pueden fortalecer los músculos de la pelvis para controlar su orina y no "gotear".

Dolores de cabeza

Cuando sienta que empieza a tener dolor de cabeza, si es posible acuéstese en una habitación oscura y tranquila. Una compresa caliente o fría (hecha con un paño) colocada en la parte posterior de su cuello puede ayudarla.

La mayoría de los proveedores de atención médica consideran que no es perjudicial tomar paracetamol (Tylenol) durante el embarazo cuando se hace en la cantidad correcta. No tome aspirinas ni ibuprofeno sin consultar antes con su proveedor de atención médica.

Si sus dolores de cabeza duran más de lo habitual o son más fuertes, o si su visión cambia, hable con su proveedor de atención médica. Este tipo de dolores de cabeza a veces son una señal de presión arterial alta, y usted y su bebé quizá necesiten cuidados especiales.

Secreción vaginal

Su secreción vaginal puede cambiar varias veces durante el embarazo. Puede estar más propensa a tener infecciones por levaduras u otro tipo de infecciones vaginales. Su proveedor de atención médica puede darle medicamentos que no dañarán al bebé, para tratar estas infecciones. No use duchas vaginales durante el embarazo ni use ningún supositorio, por ejemplo, medicamentos para las levaduras, sin antes hablar con su proveedor de atención médica. Evite el talco, el papel higiénico y el jabón con perfume. Use solamente pantaletas de algodón.

Aborto espontáneo

Más del 20 por ciento de todos los embarazos terminan en un aborto espontáneo, generalmente durante el primer trimestre. Con frecuencia no existe una razón evidente para un aborto espontáneo, pero probablemente se deba a que su cuerpo reconoce que algo no está bien en el desarrollo del bebé o del embarazo y comienza un proceso natural para finalizar el embarazo.

Aunque sea natural y común, el aborto espontáneo puede ser una pérdida muy difícil para una mujer y su pareja. Ha estado esperando este bebé, ha comenzado a soñar sobre lo que significa ser padres, puede haberles contado a sus amigos y familiares . . . y ahora, esos amorosos sueños han desaparecido. Puede ser que se sienta culpable. ¿Hice algo malo? ¿Puedo quedar embarazada de nuevo? ¿Si quedo, perderé otro bebé?

Su proveedor de atención médica puede darle las respuestas a estas preguntas que son específicas de usted y su embarazo. Realizar ejercicio, tener relaciones sexuales, sufrir emociones fuertes e incluso una caída fuerte no provocan un aborto espontáneo. Tener un aborto espontáneo, aunque no sea el primero, no necesariamente indica algo sobre su capacidad para volver a quedar embarazada, o para llevar un bebé hasta el final normal de un embarazo. Sin embargo, su cuerpo puede necesitar descanso y curación antes de que quede embarazada. Su proveedor de atención médica puede indicarle cuándo será seguro intentar nuevamente.

Señales de que puede estar teniendo un aborto espontáneo

Si tiene alguna de las siguientes señales, debería llamar de inmediato a su proveedor de atención médica. Pueden decirle que se quede en su hogar y observe los síntomas, o pueden decirle que vaya de inmediato.

- **Sangrado o manchado.** Secreción vaginal rosada o marrón, menos que durante un período. El manchado durante los primeros meses del embarazo no necesariamente significa que tendrá un aborto espontáneo, pero es un síntoma al que debería prestarle atención.

- **Cólicos.** Es normal tener algunos calambres similares a lo que siente durante un período menstrual, pero los calambres y el sangrado juntos pueden indicar un aborto espontáneo.

- **Sangrado abundante.** Sangre de color rojo brillante, tan abundante como durante un período menstrual o más.

- **Cólicos intensos.** Puede sentir cólicos continuos o algunos muy fuertes que van y vienen. Estos son mucho más dolorosos que los que puede haber sentido durante el período.

- **Coágulos grandes.** Un coágulo blanco o gris junto con coágulos más grandes de sangre pueden significar que ya ha tenido un aborto espontáneo. Debe guardar el tejido del embarazo y mostrárselo a su proveedor de atención médica.

Citas en la clínica

Su primer cita será más larga y más compleja, y quizá desee que su pareja esté con usted, así ambos hacen preguntas.

Le medirán la altura, la pesarán y le tomarán la presión arterial. (La pesarán y le tomarán la presión arterial en cada cita en la clínica durante su embarazo). Sus proveedores de atención médica utilizarán un historial de salud y le harán preguntas sobre su dieta, sus hábitos y el historial médico de la familia.

El proveedor de atención médica le examinará los oídos, los ojos, la nariz, la garganta, el corazón, los pulmones, los senos, el abdomen y los ganglios linfáticos. Pueden hacerle un examen pélvico de la vagina, el cuello uterino, el útero, las trompas de falopio y los ovarios. Se medirá el tamaño del útero para ayudar a determinar cuántas semanas de embarazo tiene. Si su embarazo tiene el tiempo suficiente, su proveedor de atención médica escuchará el latido del corazón de su bebé. Puede realizarse una prueba de Papanicolau para detectar anormalidades o señales de cáncer cervicouterino.

Se le pedirán muestras de sangre y orina para realizar análisis de laboratorio. Se examinará su tipo sanguíneo, factor Rh y recuento de hierro. Se analizará su sangre para saber si tiene enfermedades de transmisión sexual que puedan afectar a su bebé y si ha tenido rubéola o ha estado expuesta a la hepatitis. También se le ofrecerá la posibilidad de hacerse una prueba del VIH. Se analizará su orina para determinar los niveles de azúcar y proteínas y para saber si hay infecciones.

Pruebas del primer trimestre

Durante las primeras 14 semanas del embarazo, su proveedor puede sugerir una prueba de detección. Una prueba de detección les indicará a usted y a su proveedor si existe un riesgo mayor de que el bebé tenga una enfermedad o condición específica cuando nazca. La prueba de detección implica una prueba de sangre y un ultrasonido. Esta prueba de detección se hará aproximadamente a las 11 semanas de embarazo, pero antes de las 14 semanas.

Si la prueba de detección muestra que hay un riesgo mayor, entonces se puede hacer una prueba de diagnóstico. Una prueba de diagnóstico indica si el bebé por nacer tiene una enfermedad o condición específica. La prueba de diagnóstico se llama toma de muestras de vellosidades coriónicas (TMVC). Requiere un ultrasonido y una muestra pequeña de su placenta. Esta prueba se realiza entre la semana 10 y la 12 del embarazo.

Ultrasonido

Se puede realizar un ultrasonido durante el primer o segundo trimestre. No es una prueba de rutina y se realizará solamente si su proveedor de atención médica considera que es necesario por razones médicas. El ultrasonido utiliza ondas de sonido de alta frecuencia para producir una imagen del bebé.

El procedimiento es simple: usted se acuesta y se le cubre el abdomen con un gel. Luego el proveedor de atención médica pasa un transductor, o micrófono especial, sobre el abdomen. Generalmente, usted y el proveedor de atención médica pueden observar la imagen en una pantalla a medida que se mueve el transductor. También se le puede hacer un ultrasonido vaginal. En este examen, el transductor se inserta dentro de la vagina. Se le puede dar una "foto" de su bebé para que la lleve.

Su proveedor de atención médica puede utilizar el ultrasonido para verificar:

- La cantidad de bebés.
- La ubicación de la placenta.
- La fecha probable de parto.
- El peso del bebé.
- El crecimiento y desarrollo del bebé.

Para la pareja

Éste es un buen momento para aprender más sobre el embarazo. Los dos pueden leer algunos libros juntos, de manera que ambos comprendan por lo que ella está pasando. Hay mucho que los dos pueden desconocer, especialmente si éste es el primer embarazo.

Ella se sentirá mejor si comparten mucho durante el embarazo. Asista con ella al proveedor de atención médica, por lo menos durante la primera cita. (Si puede, vaya en cada cita). Haga sus propias preguntas.

Ayude más con las cosas de la casa. Ella está verdaderamente cansada. Su cuerpo está realizando mucho trabajo que usted no puede percibir, y necesita mucho descanso. Unos pocos mimos ayudan mucho para tener un embarazo y un bebé saludables.

Puede pensar que esta persona recientemente embarazada no es la mujer que conocía. Está cansada la mayor parte del tiempo, va al baño cada 15 minutos, vomita y no quiere que la toquen.

Lo mejor que puede hacer es tener paciencia. Comprenda que todo esto es normal y que no dura demasiado tiempo.

Si el embarazo termina en un aborto espontáneo, aliéntela para que hable de lo que significa para ella y asegúrese de expresar también sus sentimientos. La mayoría de las parejas necesitan algún tiempo para afrontar esta pérdida.

Preguntas para hacerle a su compañía de seguros

Cuando llame a su compañía aseguradora, explique que desea verificar sus beneficios obstétricos o de maternidad y que necesita la información siguiente.

Fecha y hora de la llamada _____ Compañía aseguradora _____

Persona con la que habló _____ Número de la póliza _____

1. ¿En qué momento comienzan mis beneficios prenatales? _____

2. ¿Mi póliza cubre la educación sobre el nacimiento, la lactancia materna y la crianza? _____

3. ¿Estoy asignada a una clínica de atención primaria específica? _____

4. ¿Hay copagos? ¿Hay un deducible o un desembolso directo máximo?
    ¿El desembolso directo máximo incluye el deducible? _____

5. Si mi bebé es el nieto del titular de la póliza, ¿el bebé reúne los requisitos para la cobertura
    de seguro?   ___ sí   ___ no

6. ¿Mi hospitalización debe estar aprobada previamente? ___ sí   ___ no
    En caso afirmativo, ¿qué necesito para recibir la aprobación previa? _____

7. Si tengo un parto vaginal sin complicaciones, ¿cuánto puedo permanecer en el hospital antes de
    necesitar una autorización del médico para permanecer más tiempo? _____

8. Si tengo un parto por cesárea sin complicaciones, ¿cuánto puedo permanecer en el hospital antes de
    necesitar una autorización del médico para permanecer más tiempo? _____

9. ¿La hospitalización autorizada comienza con el ingreso o el momento del parto?
    ___ ingreso   ___ momento del parto

10. ¿Autorizan tiempo de hospitalización adicional si hay complicaciones?   ___ sí   ___ no

11. Si tengo un hijo y deseo realizarle la circuncisión, ¿la circuncisión está cubierta? ___ sí   ___ no

12. ¿Qué cobertura se proporciona si mi bebé requiere hospitalización adicional? _____

13. ¿Estoy autorizada a permanecer en el hospital todo el tiempo que mi bebé esté hospitalizado?
    ___ sí   ___ no

14. ¿Mi cobertura incluye citas en la casa de una enfermera registrada? ___ sí   ___ no

15. ¿Cuál es el proceso para agregar a mi bebé nuevo a mi póliza de seguro?
    _____

16. ¿Me informarán si mis beneficios cambian? ___ sí   ___ no

Para obtener más información

A Child Is Born [Nacer—La gran aventura] por Lennart Nilsson

Active Birth [Parto activo] por Janet Balaskas

The Birth Partner [La pareja en el nacimiento] por Penny Simkin

Essential Exercises for the Childbearing Year [Ejercicios esenciales para el año del nacimiento del bebé] por Elizabeth Noble

Pregnancy, Childbirth, and the Newborn [Embarazo, nacimiento y el recién nacido] por Penny Simkin

Pregnancy Day by Day [El embarazo día a día] por Sheila Kitzinger y Vicky Bailey

While Waiting [Mientras espera] por George E. Verrilli, MD y Anne Marie Mueser

When You're Expecting Twins, Triplets, or Quads [Cuando se está embarazada de mellizos, trillizos o cuatrillizos] por Barbara Luke

A Guide to Effective Care in Pregnancy and Childbirth, 3rd Edition [Guía para una atención eficaz durante el embarazo y el parto, 3ra edición] de Murray Enkin

Childbirth Connection [Conexión con el parto] <www.childbirthconnection.org>

Sidelines High Risk Pregnancy Support [Actividades suplementarias de apoyo del embarazo de alto riesgo] <www.sidelines.org>

Pregnancy Loss & Infant Death Alliance [Alianza de pérdida de embarazo y muerte neonatal] <www.plida.org>

3 *El segundo trimestre*

El cuarto, el quinto y el sexto mes del embarazo suelen ser el momento "de oro" para muchas mujeres. Todo el malestar y el cansancio que sintió antes desaparecieron, tiene más energía; y finalmente está empezando a *verse* como una embarazada. También empieza a sentir los movimientos del bebé en crecimiento.

ALGUNAS DE LAS PREGUNTAS CUYA RESPUESTA ESTÁ INCLUIDA EN ESTE CAPÍTULO SON:

- ¿Cómo crece el bebé?
- ¿Qué le está pasando a mi cuerpo?
- ¿Cómo me sentiré?
- ¿De qué manera preparo a mis otros hijos para un bebé nuevo?
- ¿Con qué frecuencia veré a mi proveedor de atención médica?

El desarrollo del bebé

Aproximadamente a las 20 semanas de embarazo, se puede oír el latido del corazón del bebé con un estetoscopio. El cerebro luce como el de un adulto, pero más pequeño. El bebé tiene aproximadamente 8½ pulgadas de largo, pesa 6 onzas y tiene cejas y pestañas. Muchos bebés comienzan a succionar su pulgar en este momento.

Entre las semanas 16 y 20 empezará a sentir los movimientos del bebé. A esto solía llamársele "primeros movimientos fetales", indicando el despertar de la vida del bebé. En realidad, su bebé se ha estado moviendo durante un tiempo, pero era demasiado pequeño para que usted lo sintiera antes. Ahora, los giros y movimientos del bebé hacen que sienta una sensación extraña y como de cosquilleo en su abdomen. Para el final del quinto mes, su bebé pesa aproximadamente una libra y tiene alrededor de 12 pulgadas de largo.

Durante el sexto mes del embarazo se desarrolla una capa protectora llamada **vernix.** Este material semejante al queso crema permanecerá con el bebé hasta el nacimiento, protegiendo su piel para que no se seque. Ahora, la piel del bebé es rojiza y está arrugada. Los ojos del bebé están abiertos y son sensibles a la luz. Las orejas están desarrolladas y el bebé puede oír sonidos. Éste es un buen momento para conversar con el bebé que está dentro suyo, incluso para cantarle.

Para finales del sexto mes su bebé ya es una persona individual, con huellas dactilares únicas. Mide aproximadamente 14 pulgadas de largo y pesa alrededor de 2 libras.

20 semanas

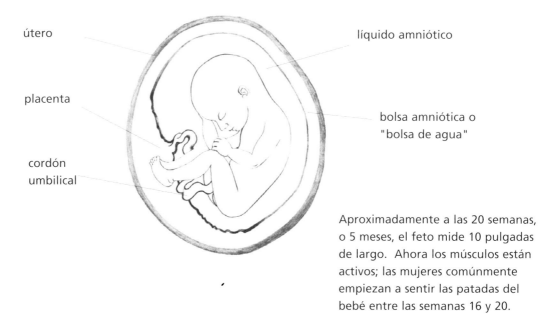

útero

placenta

cordón umbilical

líquido amniótico

bolsa amniótica o "bolsa de agua"

Aproximadamente a las 20 semanas, o 5 meses, el feto mide 10 pulgadas de largo. Ahora los músculos están activos; las mujeres comúnmente empiezan a sentir las patadas del bebé entre las semanas 16 y 20.

¿Qué le está pasando a mi cuerpo?

Finalmente, usted luce embarazada. Sus senos están grandes (si bien quizá no hayan crecido más desde los primeros dos meses) y su abdomen está redondeado. La mayoría de las mujeres empiezan a utilizar ropa de futura mamá durante el segundo trimestre de su embarazo.

Ya sea que utilice ropa de futura mamá o no, asegúrese de que la ropa que elija sea cómoda y no la apriete.

Físicamente, el segundo trimestre del embarazo suele ser un momento "de oro". Las náuseas del principio del embarazo generalmente finalizan antes o durante el cuarto mes y sorpresivamente tiene *hambre.* La fatiga provocada por su ajuste hormonal ha desaparecido, y puede ser que se sienta con mucha energía.

Tenga a mano alimentos saludables para satisfacer su hambre, como frutas y vegetales crudos, no bocadillos salados. Consumir una dieta equilibrada puede haber sido difícil durante el primer trimestre, cuando se sentía con náuseas. Ahora es un buen momento para asegurarse de que está comiendo apropiadamente.

Entre los cambios físicos que puede experimentar durante el segundo trimestre de su embarazo se incluyen:

Acidez

A medida que el bebé crece, su estómago se comprime y el ácido del estómago sube por el esófago, provocando una sensación de ardor en la parte superior del abdomen. Puede ser de ayuda comer frecuentemente porciones pequeñas de comida en lugar de porciones grandes. No se acueste directamente después de comer o beber; aguarde una hora. Duerma con la cabeza elevada para evitar que el ácido del estómago suba. Consulte con su proveedor de atención médica sobre los antiácidos si los cambios en su dieta no la ayudan.

Estreñimiento

Las hormonas hacen que el sistema digestivo funcione más lentamente y el estreñimiento es un problema común durante el embarazo. Puede disminuir el estreñimiento si bebe grandes cantidades de líquido; si come alimentos con alto contenido de fibra, como salvado, pasas de uva, y vegetales y frutas crudas; y si realiza ejercicio diario de manera regular.

Cambios en la piel

Los cambios en las hormonas pueden afectarle a la piel. Pueden salirle manchas, o las manchas que ya tiene pueden desaparecer. A algunas mujeres se les oscurece la piel del abdomen o el rostro. Es común tener comezón en la piel y la piel seca. Una buena rutina del cuidado de la piel ayudará con algunos de estos problemas. Limpie su piel con un jabón suave (no utilice jabón desodorante) y agua tibia (no caliente). Después agregue un buen humectante. Uno que no sea perfumado tiene más probabilidades de no causar comezón. Recuerde que estos problemas de la piel desaparecerán después de que el bebé nazca.

12 a 16 semanas

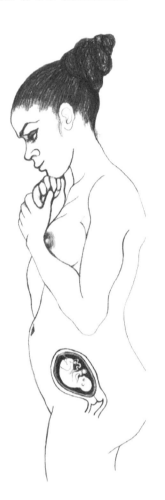

16 a 20 semanas

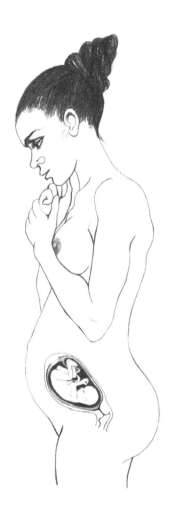

20 a 24 semanas

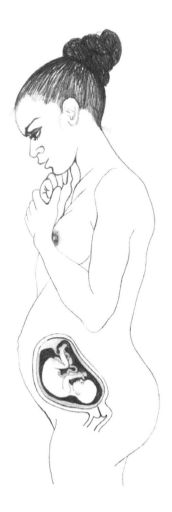

Para el cuarto mes, es probable que haya aumentado alrededor de 9 libras. Menos de 2 libras corresponden al bebé, la placenta y el líquido amniótico; el resto es por el aumento del volumen sanguíneo y del tejido adiposo que la preparará para amamantar al bebé.

Cerca de las 20 semanas, su útero estará al nivel del ombligo y le crecerá el abdomen. Si los demás no se habían percatado de que está embarazada, es muy probable que ahora sí.

Se le estirará la piel del abdomen a medida que crezca el bebé y es posible que note en él líneas rojas o estrías. Si usted tiene piel blanca, estas marcas se tornarán de un color plateado después del nacimiento del bebé. Si usted tiene piel oscura, las marcas permanecerán oscuras.

Dolor en los ligamentos redondos

Los ligamentos que ayudan a sostener el útero se estiran a medida que el bebé crece, y a veces pueden provocar un dolor agudo en un costado del útero o en ambos lados. Puede sentir este dolor cuando tose, estornuda o hace movimientos rápidos. Este dolor es común aproximadamente en el cuarto mes de embarazo, pero puede ocurrir también más adelante. Si siente dolor, dóblese hacia el lado que le duele, o lleve su rodilla hacia el pecho. Un paño tibio o una bolsa de agua tibia también pueden ayudar.

Preparación para la lactancia materna

Si cree que le gustaría amamantar a su bebé, puede empezar a prepararse los senos ahora para que sus primeras experiencias de lactancia sean placenteras y cómodas.

La mejor preparación para amamantar es comer una dieta saludable y bien equilibrada, dormir lo suficiente y aprender a relajarse. Su cuerpo hará el resto.

Usted debe:

- **Mantener sus senos limpios, pero lavándolos solamente con agua tibia.** Los pezones tienen glándulas especiales que producen una sustancia que ayuda a mantenerlos suaves y protegidos contra la infección. No elimine esta sustancia utilizando jabón.

- **Usar un buen sostén para proteger sus senos.** Si comúnmente tiene senos pequeños, quizás deba comprar un sostén que le brinde más soporte. Esto no significa que deban tener alambres o aros incómodos, pero sí que estén hechos con fibras naturales (como algodón) y que tengan tiras anchas.

Emociones

El segundo trimestre del embarazo es un momento en el que probablemente se sienta extrovertida. Empieza a verse más redondeada, por lo que los demás comentarán sobre su embarazo y le darán consejos y felicitaciones. Tiene más energía, por lo que es probable que haga más cosas que durante el primer trimestre. Puede ser un momento muy feliz.

A medida que siente moverse al bebé, el hecho de que su vida cambiará con este nuevo bebé se vuelve algo real. Algunos días, esto será maravilloso, otros días puede ser algo atemorizante. Es normal sentirse deprimida a veces, aún si las cosas marchan bien. Antes se pensaba que el embarazo protegía contra la depresión y la ansiedad, pero ahora sabemos que no es verdad. Si se siente más deprimida, cansada o irritada que de costumbre, quizá éstas sean señales de algo más serio.

Es importante que hable sobre sus inquietudes con los demás: su pareja, los amigos, la familia y los proveedores de atención médica. Si no tiene apoyo, sus proveedores de atención médica pueden derivarla a agencias y servicios que pueden ayudar.

Espiritualidad

Éste puede ser un momento muy feliz en su vida y es posible que esté esperando con grandes expectativas el nacimiento de su hijo. Sin embargo, también puede tener inquietudes e incluso experimentar una sensación de pérdida de tanto en tanto. Tal vez se pregunte si podrá hacer frente al estrés del trabajo de parto, las exigencias de la crianza y los cambios en las relaciones. Tener un bebé significa dejar que lo viejo se vaya para degar sitio a lo nuevo. "Dejar ir" puede provocar tristeza y ansiedad, pero también felicidad y libertad. Tómese el tiempo para reflexionar sobre estos sentimientos. Puede que le ayude pensar en su relación con Dios, el Creador o su Poder Superior. Esta relación puede ayudarla a juntar fuerzas y sabiduría para la experiencia que le espera. Muchos padres que esperan un hijo descubren que su vida espiritual se enriquece y profundiza durante esta época de cambios.

Sus otros hijos

Quizás haya esperado para hablar sobre el bebé nuevo que está por llegar, pero ahora usted luce diferente y los demás adultos hablan sobre el bebé. Generalmente, éste es un buen momento para compartir la noticia con los otros niños.

Enfatice lo positivo: "Se convertirán en hermano o hermana", en lugar de enfatizar lo que pueden considerar como una intrusión: "Tendrán un hermano o hermana nuevo". Recuérdeles cada día que los ama diciéndoselos, abrazándolos, haciéndoles caricias y dedicándoles toda su atención.

A continuación se ofrecen algunas formas de ayudar a sus hijos a aceptar la idea de un bebé nuevo:

- Hable con ellos acerca del bebé. Haga que sientan los movimientos del bebé.

- Si realizará cambios importantes, como cambiarlos a una habitación diferente, no lo haga justo antes del nacimiento.

- Lea libros sobre bebés nuevos con sus hijos.

- Muéstreles imágenes de ellos cuando eran bebés y cuénteles sobre esa época.

- Llévelos a conocer la zona del parto, así sabrán a dónde pueden visitarla.

Citas en la clínica

Probablemente visitará al proveedor de atención médica una vez al mes durante esta etapa del embarazo.

Se le tomará una muestra de orina y se le medirá el peso y la presión arterial en cada cita. El proveedor de atención médica escuchará el corazón del bebé, medirá el crecimiento del bebé y le hará preguntas sobre el movimiento del bebé. Durante este período se recomiendan algunas pruebas, que incluyen:

Prueba cuádruple

Esta prueba de sangre se realiza para detectar síndrome de Down, síndrome de Edwards y defectos del tubo neural. Normalmente se realiza entre la semana 15 y 20 del embarazo.

Si bien la prueba cuádruple no es obligatoria, todas las mujeres embarazadas tienen la posibilidad de hacérsela. Esta prueba mide cuatro productos químicos de la sangre de la mujer embarazada.

La prueba cuádruple mostrará si hay un alto riesgo de que el bebé sufra determinadas afecciones; si se halla que el riesgo es alto, se realizará una prueba de diagnóstico, la amniocentesis.

Ultrasonido

Se le hará un **ultrasonido** durante el primer o segundo trimestre. No es una prueba de rutina y se realizará solamente si su proveedor de atención médica considera que es necesario por razones médicas. El ultrasonido utiliza ondas de sonido de alta frecuencia para producir una imagen del bebé. Consulte la página 26 para obtener más información sobre las pruebas de ultrasonido.

Amniocentesis

Esta prueba sirve para diagnosticar ciertos trastornos genéticos o, en una etapa más avanzada del embarazo, para controlar otros aspectos de la salud del bebé.

Se utiliza anestesia local para adormecer la piel del abdomen de la madre. Luego se introduce una aguja delgada en su abdomen y se extrae una pequeña cantidad de líquido amniótico para analizarlo en el laboratorio. Existe riesgo para el bebé con esta prueba, por lo tanto se realiza sólo si es necesaria por razones médicas. Si se sugiere realizar la amniocentesis, el proveedor de atención médica conversará con usted sobre el procedimiento y los riesgos.

Clases para el parto

Ya es momento de buscar diferentes clases de preparación para el parto e inscribirse. El personal de su clínica puede indicarle qué clases son apropiadas para usted.

Para la pareja

Disfrute este período "de oro" del embarazo con su pareja, pero recuerde que ella aún necesita un poco de cuidado adicional. Es un buen momento para que ambos vayan haciendo planes para la llegada de un nuevo miembro a la familia. Puede decorar la habitación del bebé, conseguir las cosas que necesitarán (asiento para el automóvil, una cuna, un cochecito) y comenzar a hacer averiguaciones para encontrar una guardería.

Una de las mejores cosas que puede hacer por su pareja en este momento es apoyarla y motivarla para que desarrolle un estilo de vida saludable. Salga a caminar con ella, planifique comidas saludables, vaya de compras y ayúdela a elegir bocadillos saludables, bajos en grasa y nutritivos. Será bueno para ambos.

Si ya hay niños en el hogar, ayude a confirmarles que los aman. Motívelos para que hablen sobre el bebé. Escuche sus miedos y preocupaciones sobre el bebé.

Inscríbase y haga planes para asistir a clases de parto con ella. Entre tanto, acompáñela a tantas citas en la clínica como pueda.

Para obtener más información

Active Birth [Parto activo] por Janet Balaskas

The Birth Partner [La pareja en el nacimiento] por Penny Simkin

A Child Is Born [Nacer—La gran aventura] por Lennart Nilsson

Essential Exercises for the Childbearing Year [Ejercicios esenciales para el año del nacimiento del bebé] por Elizabeth Noble

Having Twins [Tener gemelos] por Elizabeth Noble

The Multiple Pregnancy Sourcebook: Pregnancy and the First Days with Twins, Triplets, and More [El libro de los embarazos múltiples: el embarazo y los primeros días con gemelos, trillizos y más] por Nancy Bowers

Pregnancy, Childbirth, and the Newborn [Embarazo, nacimiento y el recién nacido] por Penny Simkin

Pregnancy Day by Day [El embarazo día a día] por Sheila Kitzinger y Vicky Bailey

While Waiting [Mientras espera] por George E. Verrilli, MD y Anne Marie Mueser

When You're Expecting Twins, Triplets, or Quads [Cuando se está embarazada de mellizos, trillizos o cuatrillizos] por Barbara Luke

Childbirth Connection [Conexión con el parto] <ww.childbirthconnection.org>

Doulas of North America [Doulas de América del Norte] <www.dona.org>

American College of Obstetricians and Gynecologists [Colegio Americano de Obstetras y Ginecólogos] <www.acog.org>

Sidelines High Risk Pregnancy Support [Actividades suplementarias de apoyo del embarazo de alto riesgo] <www.sidelines.org>

Pregnancy Loss & Infant Death Alliance [Alianza de pérdida de embarazo y muerte neonatal] <www.plida.org>

4 *El tercer trimestre*

Su abdomen sigue creciendo, quizá se vea *enorme* y este ansiosa por que el bebé nazca. Al mismo tiempo, quizá se sienta nerviosa e incluso un poco entristecida porque se acerca el fin de esta etapa de su vida. Hay mucho por hacer antes de que el bebé nazca y es una época muy atareada para usted.

ALGUNAS DE LAS PREGUNTAS CUYA RESPUESTA ESTÁ INCLUIDA EN ESTE CAPÍTULO SON:

- ¿Cómo crece el bebé?
- ¿Es normal que se me hinchen los pies?
- ¿Qué debo hacer a fin de prepararme para el bebé?
- ¿Cómo identifico el trabajo de parto prematuro?
- ¿Con qué frecuencia veré a mi proveedor de atención médica?

El desarrollo del bebé

Durante el último trimestre de embarazo, el bebé crece y se vuelve fuerte. Aunque los órganos y sistemas del bebé ya están desarrollados, necesitan estas últimas semanas para madurar y estar sanos en el nacimiento.

Después de 32 semanas de embarazo, el bebé puede llegar a pesar 5 libras y medir 18 pulgadas de largo. A las 40 semanas, un bebé totalmente desarrollado pesa aproximadamente 7 1/2 libras. El suyo puedria pesar más aún.

Es posible que sienta que el bebé tiene hipo durante las últimas 8 a 10 semanas, también puede sentirlo patear y empujar con fuerza contra su abdomen.

Durante el noveno mes, la cabeza del bebé se acomoda en su pelvis al comenzar la preparación para el nacimiento.

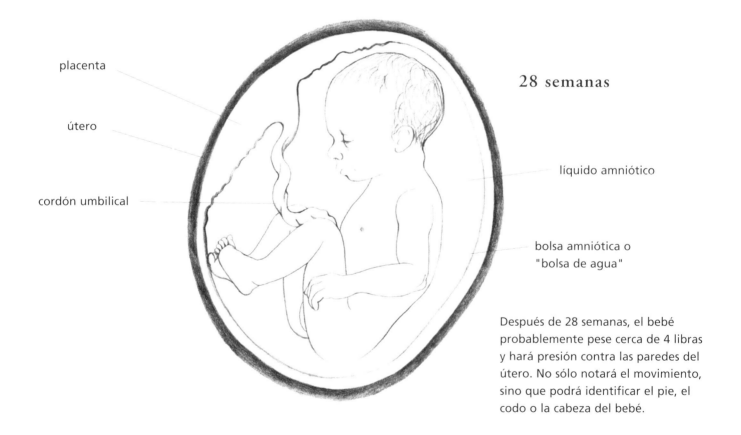

placenta

útero

cordón umbilical

28 semanas

líquido amniótico

bolsa amniótica o "bolsa de agua"

Después de 28 semanas, el bebé probablemente pese cerca de 4 libras y hará presión contra las paredes del útero. No sólo notará el movimiento, sino que podrá identificar el pie, el codo o la cabeza del bebé.

¿Qué le está pasando a mi cuerpo?

Algo simple como levantarse de una silla puede parecer difícil durante el último o los dos últimos meses de embarazo. El bebé se está haciendo grande y usted puede sentirse torpe. Es posible que le resulte más difícil dormir porque no encuentra una posición cómoda. Sus pies se cansan. A medida que el bebé se acomoda para el nacimiento, hace presión contra su vejiga y usted tiene que ir al baño con mayor frecuencia.

La mayor parte de las molestias físicas del último trimestre de embarazo se deben al aumento de tamaño del bebé y al suyo. Algunas de las cosas que puede experimentar incluyen:

Dolor de espalda

Cuando está embarazada, tiende a caminar, estar de pie o sentarse de manera diferente y esto puede suponer un esfuerzo para los músculos de la espalda. Es posible que a veces la cabeza del bebé haga presión sobre su columna vertebral, lo que le producirá dolor en la región baja de la espalda. Intente mantener los hombros erguidos y evite usar tacos altos.

Orinar con frecuencia

La posición del bebé cambia hacia el final del embarazo y ejerce presión sobre su vejiga, por lo tanto, necesitará orinar con más frecuencia. No contenga las ganas de orinar, esto puede producir una infección en la vejiga. Siga bebiendo mucho líquido e intente vaciar la vejiga por completo cada vez que orina.

Contracciones

Los músculos del útero se estiran y se relajan con frecuencia durante el embarazo; sin embargo, usted normalmente no puede sentir las contracciones hasta el cuarto mes o más adelante. A veces conocidas como **contracciones de Braxton-Hicks,** estas contracciones irregulares no se vuelven más intensas y no son indicio de trabajo de parto. Puede seguir con las actividades cotidianas, especialmente caminar. Para obtener más información sobre las contracciones tempranas, consulte la sección sobre trabajo de parto prematuro, que comienza en la página 46.

Várices

La circulación más lenta y la presión del bebé que crece pueden producir **várices,** normalmente hacia el final del embarazo. Evite estar de pie durante períodos prolongados, no se siente con las piernas o los tobillos cruzados e intente descansar algunos minutos al día con las piernas elevadas. Es posible que su proveedor de atención médica le recomiende usar medias elásticas.

24 a 28 semanas   28 a 32 semanas   32 a 36 semanas

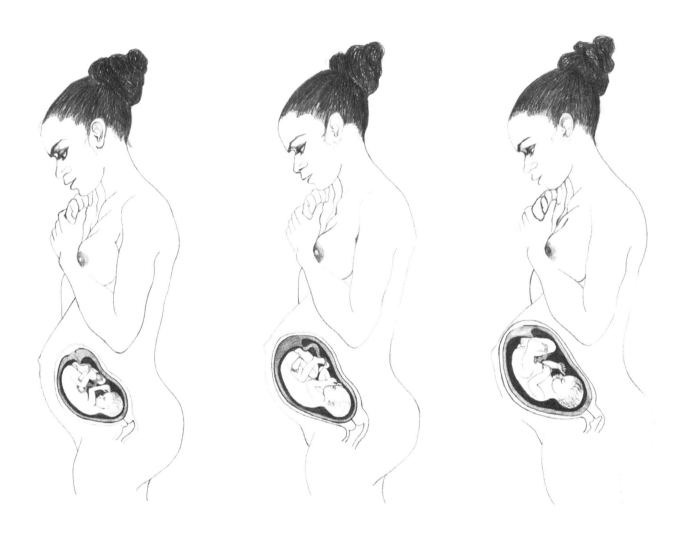

Durante estos últimos meses, es posible que el bebé duplique el peso. Usted pesa más, no sólo por el bebé, sino por un aumento en la grasa corporal y el volumen de sangre. La cabeza del bebé hace presión contra su vejiga, lo cual le hace ir al baño más a menudo, y las nalgas del bebé hacen presión contra su diafragma, por lo cual le falta el aire.

Hemorroides

El crecimiento del bebé y el aumento del suministro de sangre durante el embarazo ejercen presión sobre las venas del recto. A muchas mujeres les salen hemorroides. Puede evitarlas consumiendo alimentos que eviten el estreñimiento. Los ejercicios Kegel (ver página 9), que fortalecen los músculos del ano así como los de la vagina, también pueden ayudar. Su tiene hemorroides, utilice una bolsa de hielo, tome baños en una tina o aplíquese un paño mojado con hamamélide de Virginia (en inglés, *witch hazel*) frío. Evite dormir boca arriba, porque puede empeorar las hemorroides. Consulte con su proveedor de atención médica sobre qué medicamentos pueden ayudar.

Calambres en las piernas

Se pueden producir calambres en las piernas hacia el final del embarazo, especialmente de noche. Si tiene un calambre, empuje los dedos de los pies hacia su cuerpo y empuje hacia adelante con el talón. Esto ayuda a estirar el músculo y a que se vaya el calambre. No se sabe qué produce los calambres en las piernas.

Hinchazón

Algunas mujeres se encuentran con que los zapatos ya no les entran. La hinchazón de los pies, los tobillos y las piernas es normal durante el embarazo. A medida que el útero aumenta de tamaño, hay presión en los vasos sanguíneos de las piernas. Intente no pasar mucho tiempo de pie y cuando se siente o se acueste, levante los pies y no se cruce de piernas. Use ropa suelta que no se ate en ninguna parte. Beber mucho líquido no aumentará la hinchazón, sino que ayudará a reducirla al mantener los riñones en buen funcionamiento. Si nota un cambio abrupto en el grado de hinchazón que tiene, incluidas la cara y las manos, o si aumenta de peso de forma repentina, comuníquese de inmediato con su proveedor de atención médica.

Goteo de los senos

Sus senos se están preparando para alimentar a un bebé y es posible que goteen un líquido amarillento o transparente llamado **calostro** hacia el final del embarazo. Esto es normal. Un trozo de tela o una almohadilla de algodón en el sostén absorberán el goteo. Límpiese los pezones para eliminar el líquido seco con agua tibia, sin jabón.

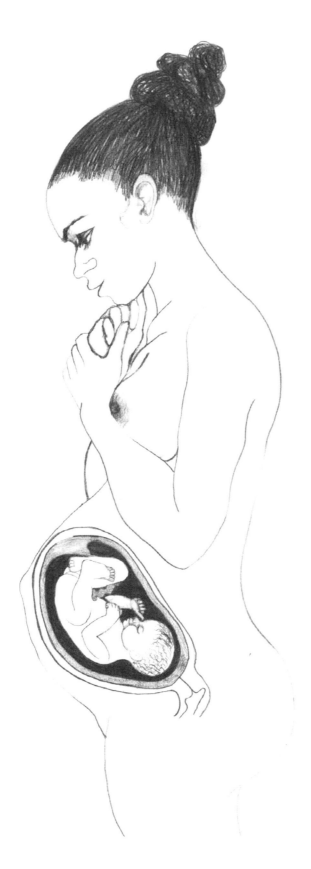

"A término"
36 a 40 semanas

Si bien se habla de 9 meses de embarazo, un bebé a término permanece en el vientre casi 10 meses. Antes de nacer, el bebé está completamente formado y listo para pasar al canal de parto.

Preparación para el bebé

Puede haber mucho por hacer antes de que nazca el bebé. Deseará tener un lugar para que el bebé duerma, frazadas, pañales, ropa, un asiento para el auto, un cochecito. La lista puede ser muy extensa.

Se recomienda asistir a clases de parto durante este trimestre. Usted y su pareja, o quien vaya a acompañarla durante el parto, aprenderán qué cosas deben esperar en el nacimiento y conocerán otras personas que están pasando por la misma situación. Las clases la ayudarán a conseguir la información que necesita para las decisiones que deba tomar. Las decisiones pueden incluir:

- Si mi bebé es un niño, ¿lo haré circuncidar?

- ¿Debo amamantar?

- Si vuelvo al trabajo pronto tras el nacimiento, ¿quién cuidará al bebé?

Es un buen momento para conseguir la información necesaria para tomar estas decisiones. Consulte con su proveedor de atención médica sobre la circuncisión y lea sobre el tema. Su proveedor de atención médica puede derivarla a una especialista en lactancia (llamada consultora en lactancia) o a clases para que usted se sienta más cómoda sobre la lactancia, incluso antes del nacimiento del bebé. Visite las guarderías ahora, o visite el hogar donde dejará al bebé mientras trabaja. Observe qué tipo de cuidado se brinda a los demás niños y vea si le parece adecuado para su bebé.

Si aún no ha elegido un proveedor de atención médica para el bebé, éste es el momento, para que él o ella ya pueda comenzar a atender al bebé en el hospital.

Estar preparada puede ayudarla a sentirse más relajada. Congele varias comidas para no tener que preocuparse de cocinar cuando llegue a casa con el nuevo bebé. Almacene suministros para usted, como maxipads y sostenes para lactancia y suministros para el bebé.

Si planea usar pañales desechables, piense en 8 a 10 pañales por día, y tenga como mínimo un suministro para una semana de los pañales más pequeños preparados para el recién nacido.

Si va a utilizar pañales de tela y los va a lavar usted, piense con qué frecuencia desea lavar pañales. Alrededor de 4 docenas evitará que tenga que lavar pañales todos los días para tener un buen suministro de pañales limpios. Si utiliza un servicio de pañales, el servicio le proporcionará la cantidad necesaria.

En cuanto a la primera ropa del bebé, compre camisetas, ropa de noche y ropa para bebé simple y económica. Se sorprenderá de la rapidez con que la primera ropa del bebé le quedará demasiado chica. Probablemente le cambie la ropa al bebé 2 ó 3 veces al día, por lo tanto, es mejor tener ropa suficiente como para no tener que lavarla todos los días.

Las fiestas para el futuro bebé, las ventas de garaje y la ropa prestada son buenas opciones para conseguir los suministros necesarios. Sin embargo, asegúrese de que cualquier equipo utilizado cumpla con las normas de seguridad federales.

Necesitará un asiento de automóvil para bebé aprobado por ley federal en cuanto nazca el bebé, si planea llevarlo del hospital hasta su hogar en auto.

Adopción

Si va a dar a su bebé en adopción, lo mejor es tener un buen plan general para que la hospitalización sea más fácil. Si nunca lo ha hecho, al comenzar el último trimestre del embarazo debe comunicarse con una agencia de servicios sociales o un abogado para aprender cuáles son las opciones para encontrar una familia para su bebé.

Algunas preguntas para tener en cuenta incluyen:

- ¿Cuánto contacto deseo tener con el bebé durante mi hospitalización?

- ¿Qué clase de familio deseo que cuiden a mi bebé?

- ¿Qué sentimientos tengo acerca de poner a mi bebé bajo el cuidado de otra familia?

- ¿Cómo le diré adiós a mi bebé? ¿O permaneceré en contacto?

Hable con sus proveedores de atención médica sobre sus planes de adopción para que puedan apoyarla durante los últimos meses de embarazo, en el hospital y durante las primeras semanas en su hogar. Éste puede ser un tiempo difícil para usted. Hablar con otros sobre sus sentimientos y decisiones puede ayudar.

Trabajo de parto prematuro

El trabajo de parto se considera prematuro si se produce más de 3 semanas antes de le fecha en que sale de cuentas, o antes de las 37 semanas de embarazo. No todo trabajo de parto prematuro significa un nacimiento prematuro. A menudo, el trabajo de parto se puede detener y se puede darle más tiempo al bebé para desarrollarse y crecer antes del nacimiento.

Si detecta sangrado vaginal o pérdida de líquido de la vagina, debe comunicarse de inmediato con su proveedor de atención médica. Otros síntomas de trabajo de parto prematuro pueden ser difíciles de reconocer ya que son similares a las molestias normales del embarazo. A menudo, la única diferencia es la intensidad del síntoma, la regularidad con que ocurre o el tiempo que dura. Esté atenta a estas señales de posible trabajo de parto prematuro:

- **Cambio o aumento de la secreción vaginal.** Si la secreción es muy líquida o con sangre, comuníquese con su proveedor de atención médica de inmediato.

- **Presión fuerte en la pelvis durante una hora.** Es una sensación muy intensa, como si el bebé empujara hacia abajo en su espalda, muslos y parte inferior del abdomen.

- **Cólicos similares a los mestruales, durante una hora.**

- **Dolor sordo en la espalda por debajo de la cintura por más de una hora.** La mayoría de las mujeres sufre dolores de espalda durante el embarazo. Un dolor en la parte inferior de la espalda que va y viene, pero no se quita aunque usted cambie de posición puede ser un signo de trabajo de parto prematuro.

- **Cinco o más contracciones o sensación de tensión en una hora.**

- **Cólicos intestinales por una hora.** Puede haber diarrea, pero no necesariamente.

- **"Algo no está bien" o "se siente algo extraño."** Confíe en sus instintos y llame a su proveedor de atención médica.

Si tiene alguno de estos síntomas, vacíe la vejiga, beba un vaso de agua, recuéstese de costado durante una hora y sienta si hay contracciones u otros síntomas. Tome el tiempo de las contracciones. Si tuvo 5 ó 6 en una hora, o si aún tiene otros síntomas, comuníquese con su proveedor de atención médica.

El trabajo de parto prematuro puede sucederle a cualquiera. Prestar atención a lo siguiente podrá ayudarla a darse cuenta si siente algo extraño.

- **Beba al menos entre 8 y 10 vasos de líquido por día.** Preferentemente agua, leche o jugos. No beba más de 1 ó 2 bebidas con cafeína, como el café o la cola, por día.

- **Prevenga y trate el estreñimiento.**

- **Vacíe la vejiga con frecuencia.**

- **Disminuya el estrés en su vida.**

- **Evite las actividades estresantes si le provocan contracciones.**

- **Deje de fumar.**

- **NO se prepare los pezones para amamantar.** Algunos libros lo recomiendan, porque la estimulación puede producir trabajo de parto prematuro.

- **Informe a su proveedor de atención médica sobre cualquier indicio de infección de la vejiga.**

- **Coma comidas regulares y nutritivas.**

- **Esté atenta a las contracciones y las señales de advertencia.** Si nota tensión u otros síntomas, haga lo siguiente durante 30 minutos:

  - Recuéstese sobre su costado izquierdo con una almohada detrás de la espalda como apoyo.

  - Coloque la punta de los dedos en el abdomen.

  - Si siente el útero apretado y duro como un puño cerrado y luego blando nuevamente, usted está teniendo una contracción.

  - Calcule el tiempo entre el comienzo de una contracción y el comienzo de la siguiente. Consulte la página 59 para obtener información sobre cómo tomar el tiempo de las contracciones.

Es normal tener algunas contracciones durante el embarazo, pero más de 5 ó 6 en una hora es demasiado y debería comunicarse con su proveedor de atención médica.

Si corre el riesgo de sufrir trabajo de parto prematuro, su proveedor de atención médica quizá le dé instrucciones más específicas.

Citas en la clínica

Cerca del octavo mes de embarazo, o a las 32 semanas, comenzará a ver a su proveedor de atención médica cada dos semanas. Durante el último mes, estas citas serán todas las semanas. Se aconseja que la pareja también asista a estas citas.

Se harán las mediciones habituales del peso y la presión arterial, además de exámenes de orina y sangre. El proveedor de atención médica escuchará los latidos del bebé y medirá el crecimiento del bebé.

Si su sangre es Rh negativa, en la semana 28 de embarazo su proveedor de atención médica le recomendará una inyección o vacuna de inmunoglobulina Rh (RhIg). Esto se hace para evitar que su organismo genere anticuerpos contra el bebé, en caso de que la sangre del bebé sea Rh positiva. También recibirá una inyección de inmunoglobulina Rh inmediatamente después del nacimiento del bebé.

Los exámenes de la pelvis por parte de su proveedor de atención médica durante aproximadamente el último mes de embarazo pueden ayudar a determinar cuándo nacerá el bebé. Al acercarse la fecha en que sale de cuentas, el cuello del útero se vuelve más blando y comienza a abrirse. Esto se llama borramiento del cuello (adelgazamiento) y dilatación (abertura). Puede escuchar al proveedor de atención médica decir cosas como "el cuello se ha borrado en un 30 por ciento" o "la dilatación es de un centímetro".

Detección de diabetes gestacional

La diabetes que se desarrolla durante el embarazo se llama diabetes gestacional. Normalmente desaparece cuando nace el bebé.

Entre las semanas 24 y 28 del embarazo se realiza una prueba de detección, pero es posible que su proveedor de atención médica la realice antes si usted tiene ciertos factores de riesgo.

La prueba de detección de glucosa normalmente se realiza en la clínica. Le harán beber una solución con azúcar. Una hora más tarde se le tomará una muestra de sangre. La muestra mide el nivel de azúcar en la sangre. Si los niveles son altos, se realizarán más pruebas.

Estreptococo grupo B (EGB)

El estreptococo grupo B es un tipo de bacteria que se encuentra en la vagina y el recto del 10 al 30 por ciento de las mujeres embarazadas. No es una enfermedad de transmisión sexual. La mujer puede contagiar al bebé con la bacteria cuando éste atraviesa el canal de parto.

Entre las semanas 35 y 37 del embarazo se realiza una prueba de detección de estreptococos grupo B. Se toman muestras de la vagina y el recto. Si se determina la presencia de la bacteria, se proporcionarán antibióticos durante el parto para prevenir que pase al bebé. Su proveedor de atención médica le proporcionará más información sobre las pruebas de estreptococo grupo B.

Para la pareja

Prepararse para la llegada del bebé es algo que pueden hacer juntos. Pintar una habitación, buscar una cuna, reunir los suministros que necesitarán cuando llegue el bebé.

Puede ser divertido cocinar juntos, preparar comidas que pueden congelar para usarlas durante las primeras semanas después de que nazca el bebé. Es posible que se encuentre muy ocupado cuando llegue el bebé, al igual que su pareja. Ella necesitará un poco de atención, igual que el bebé. Aunque usted sea un gran cocinero, puede que no tenga tiempo y esas comidas preparadas serán muy útiles.

Pregúntele a su pareja qué puede hacer por ella: quizá masajearle la espalda, hacer las compras o bañar a los otros niños.

Aprenda todo lo que pueda en las clases de parto y asegúrese de que ambos practiquen los ejercicios de respiración y relajación que les enseñan. Existe la tentación de pensar que no hace falta practicar, que saldrá naturalmente, pero será mucho mejor para ambos si saben lo que están haciendo.

Visite el lugar donde nacerá el bebé con su pareja. Averigüe qué pueden llevar para que el parto y el nacimiento sean más cómodos.

Preparación para la etapa postnatal

La palabra "postnatal" significa "después del nacimiento". Una encuesta realizada entre casi 1600 mujeres halló que ellas utilizaban las siguientes palabras para describir sus sentimientos después de tener al bebé.

- cansada
- recompensada
- apoyada
- satisfecha
- segura
- insegura
- sola

Estas palabras describen los distintos sentimientos normales que puede tener una madre. Cuando está embarazada, es difícil saber cómo se sentirá física y emocionalmente cuando nazca el bebé. Las investigaciónes ha encontrado que la preparación para el nacimiento del bebé puede reducir el impacto que generará el bebé como nuevo miembro de la familia.

Lo que puede hacer antes de la llegada del bebé:

- Aprender lo que pueda acerca de la maternidad: cuidados y comportamiento del bebé, cómo alimentarlo, seguridad del bebé y por qué todos los bebés son distintos
- Programar quién cuidará al bebé
- Buscar a un médico para que atienda al bebé
- No planificar mudarse en una fecha próxima al parto o poco tiempo después del mismo.
- Descubrir formas de conocer a otros nuevos padres.
- Comer bien y descansar y dormir mucho.

Para obtener más información

Active Birth [Parto activo] por Janet Balaskas

The Birth Partner [La pareja en el nacimiento] por Penny Simkin

A Child Is Born [Nacer—La gran aventura] por Lennart Nilsson

El Libro de papá por Fairview Press

Essential Exercises for the Childbearing Year [Ejercicios esenciales para el año del nacimiento del bebé] por Elizabeth Noble

Pregnancy, Childbirth, and the Newborn [Embarazo, nacimiento y el recién nacido] por Penny Simkin

Pregnancy Day by Day [El embarazo día a día] por Sheila Kitzinger y Vicky Bailey

While Waiting [Mientras espera] por George E. Verrilli, MD y Anne Marie Mueser

The Nursing Mother's Companion [El manual de la madre lactante] por Kathleen Huggins

The Nursing Mother's Herbal [El herbario de la madre lactante] por Sheila Humphrey

Your Premature Baby: Everything You Need to Know about Childbirth, Treatment, and Parenting [El bebé prematuro: todo lo que necesita saber sobre parto, tratamiento y crianza] por Frank Manginello y Theresa Foy DiGeronimo

Childbirth.org <www.childbirth.org>

Fairview Health Services <www.fairview.org>

International Childbirth Education Association [Asociación Internacional de Educación sobre el Alumbramiento] <www.icea.org>
1-800-624-493

Lamaze International <www.lamaze.org>
1-800-368-4404

American Academy of Pediatrics [Academia Americana de Pediatría] <www.aap.org>

Doulas of North America [Doulas de América del Norte] <www.dona.org>

Servicios de Información sobre cuidado de niños del Departamento de Servicios Humanos <www.dhs.state.mn.us>

Minnesota Office of Traffic Safety [Secretaría de Seguridad Vial de Minnesota] <www.buckleupkids.state.mn.us>

MedEd for Postpartum Depression [Educación médica para la depresión postnatal] <www.mededppd.org>

5 *Cómo llevar un registro de su embarazo*

Las páginas siguientes le proporcionan espacio para anotar
pensamientos, eventos y cambios durante el embarazo.
Algunas de las páginas pueden usarse como ayuda para
trabajar junto con su proveedor de atención médica, otras le
permitirán recordar sus sueños e ilusiones acerca del bebé.

Citas en la clínica

Use este espacio para registrar cada citas con su proveedor de atención médica (haga fotocopias de esta página si lo necesita).

Fecha de la cita: Peso:

Exámenes realizados:

Sus preguntas y los comentarios de su proveedor de atención médica:

Fecha de la cita: Peso:

Exámenes realizados:

Sus preguntas y los comentarios de su proveedor de atención médica:

Fecha de la cita: Peso:

Exámenes realizados:

Sus preguntas y los comentarios de su proveedor de atención médica:

Fecha de la cita: Peso:

Exámenes realizados:

Sus preguntas y los comentarios de su proveedor de atención médica:

Los movimientos del bebé

Al comienzo del tercer trimestre, contar los movimientos del bebé la ayudará a asegurarse de que el bebé se encuentra bien. Elija el momento del día con mayores probabilidades de que el bebé esté activo. Siga los siguientes pasos a la misma hora todos los días:

1. Escriba la hora en que comienza en siguiente el registro.

2. Recuéstese sobre el lado izquierdo.

3. Cuente 10 movimientos del bebé (tumbos, patadas, etcétera). No cuente el hipo.

4. En el registro a continuación, anote la hora en que el bebé completó 10 movimientos.

5. Se recomienda no fumar durante el embarazo. Si fuma, no lo haga durante al menos dos horas antes de contar los movimientos del bebé.

Cuándo llamar a su proveedor de atención médica

- Si le lleva más de dos horas sentir 10 movimientos.
- Si no siente ningún movimiento durante la primera hora.
- Si hay un cambio en el patrón normal de movimientos del bebé.

Fecha	Hora de inicio	Hora de finalización	Minutos que tomó percibir 10 movimientos	Comentarios

Preferencias para el parto

Asegúrese de informar a sus proveedores de atención médica sobre sus preferencias antes de comenzar con el trabajo de parto.

¿Qué le gustaría que el personal de atención médica superia acerca de usted?

Describa algunos de sus temores e inquietudes sobre el trabajo de parto y el parto.

Durante la primera etapa del trabajo de parto, establezca sus preferencias con respecto a:

Manejo de la comodidad.

Atención médica.

Durante la segunda etapa del trabajo de parto, establezca sus preferencias con respecto a:

Manejo de la comodidad.

Atención médica.

¿Qué otras cosas son importantes para usted con relación a la experiencia del parto?

Describa sus preferencias en caso de que surja un evento inesperado, como parto por cesárea, trabajo de parto complicado o prolongado o problemas con el bebé.

Preferencias para la atención del bebé

Asegúrese de informar a sus proveedores de atención médica sobre sus preferencias antes del nacimiento del bebé.

Describa los temores o inquietudes que pueda tener con respecto al bebé.

_____

_____

_____

¿Cómo le gustaría alimentar al bebé?

___ Con leche materna   ___ Con fórmula

¿Hay algún examen o procedimiento que preferiría que se le realizara (o que no se le realizara) al bebé?

_____

_____

_____

¿Qué tipo de instrucción o información le gustaría recibir en el hospital (sobre cuidado de bebés, lactancia, etc.)?

_____

_____

Si tiene un varón, ¿qué desea hacer con respecto a la circuncisión?

_____

_____

¿Qué otras cosas son importantes para usted con relación al cuidado del bebé?

_____

_____

Su sistema de apoyo después del parto

Asegúrese de incluir nombres y números de teléfono y no tema pedir ayuda.

¿A cuáles de los siguientes profesionales es probable que consulte cuando haya nacido el bebé?

Educadora para el parto o educadora para la lactancia

Médico o enfermera obstétrica

Doula o persona para apoyo postnatal

Consultora de lactancia

Líder del grupo de apoyo postnatal

¿Quién de sus amigos y familiares puede ayudarla cuando salga del hospital?

¿Qué pueden hacer sus amigos y familiares para ayudar (por ejemplo, con las comidas, los mandados, la lavandería, el transporte, etc.)?

¿A quién puede confiar el cuidado del bebé para que usted descanse una o dos horas?

¿A quién puede llamar cuando necesite hablar con alguien?

¿A quién puede llamar su pareja para obtener ayuda y apoyo?

6 La llegada del bebé

El parto puede llevar días o sólo un par de horas. Cada mujer lo experimenta de diferente manera. Y si ha tenido más de un bebé, sabe que aun para la misma madre, cada parto es diferente. Con la ayuda de su pareja, personas de apoyo y proveedores de atención médica, usted puede ir al parto con confianza.

ALGUNAS DE LAS PREGUNTAS CUYA RESPUESTA ESTÁ INCLUIDA EN ESTE CAPÍTULO SON:

- ¿Cómo sabré si estoy en trabajo de parto?
- ¿Qué significa "dilatación" y "borramiento del cuello del útero"?
- ¿Qué sucede durante la fase de transición?
- ¿Qué son las secundinas?
- ¿Qué tipo de ejercicio puedo hacer después del nacimiento del bebé?
- ¿Qué pasa si no siento un amor desmesurado por el bebé de inmediato?

Antes del trabajo de parto

Cada parto y trabajo de parto es diferente, pero hay algunas condiciones que pueden indicar que el bebé está listo para nacer. Antes del comienzo del trabajo de parto, pueden ocurrir alguna o todas las situaciones a continuación.

- **Aligeramiento o encajamiento.** El bebé se encaja más en su pelvis, generalmente 2 a 4 semanas antes del parto. Tal vez note que puede respirar con más facilidad, y tendrá menos acidez pero tal vez sienta más dolor lumbar y necesite ir al baño con mayor frecuencia.

- **Diarrea o deposiciones sueltas y frecuentes**

- **Desborde de energía.** Las mujeres lo llaman el instinto de anidamiento. De repente se encontrará limpiando la casa, preparando la habitación del bebé o cocinando como para una multitud. Disfrute este desborde de energía, pero no exagere ni se canse demasiado.

- **Aumento significativo de la secreción vaginal.** Esta secreción o mucosidad, llamada tapón mucoso, puede ser rosada o marrón. Esta secreción puede comenzar a observarse hasta 3 semanas antes del comienzo del trabajo de parto o el mismo día.

- **Dolor lumbar.** Use el ejercicio para la rigidez en la pelvis (consulte la página 10) para estirar la espalda. Los baños con agua tibia, las bolsas de agua caliente y los masajes en la espalda también ayudan.

- **Maduración del cuello del útero.** Su proveedor de atención médica lo notará durante un examen vaginal.

- **Rotura de bolsa.** El líquido amniótico puede gotear o fluir a chorros. Por lo general es transparente e inodoro y es posible que lo confunda con orina al principio. Si se rompe la bolsa, debe llamar de inmediato a su proveedor de atención médica. Tome nota del momento en que nota el líquido, la cantidad y el color (transparente, marrón, amarillo, verde o rosado) para informar a su proveedor de atención médica.

- **El comienzo de las contracciones.** Las contracciones regulares que son progresivamente más largas e intensas (más dolorosas) son una clara señal de que ha comenzado el trabajo de parto.

- **Borramiento y dilatación del cuello del útero.** El signo más fiable de que ha comenzado el trabajo de parto es el adelgazamiento y la apertura del cuello del útero. Esto sólo puede comprobarse mediante un examen del cuello del útero.

Contracciones

Una contracción se siente a veces como si la parte inferior del abdomen se endureciera como un puño. Doble el brazo y saque músculo en la parte superior del brazo. Toque el músculo. Así se siente una contracción en el abdomen al apoyar la mano. La contracción cederá y, algunos minutos más tarde, se endurecerá. Es posible que sienta un dolor incesante en la espalda que se extiende y le rodea el abdomen y los muslos. En la etapa temprana del trabajo de parto las contracciones parecen calambres menstruales intensos.

Las contracciones ocurren porque los músculos de la parte superior del útero se endurecen y estiran hacia arriba la parte inferior del útero, lo que hace que el cuello del útero se abra y presione al bebé hacia abajo por el mismo.

Cómo tomar el tiempo de las contracciones

Usted deberá tomar el tiempo de las contracciones. Esto significa que tendrá que llevar un registro de su duración y la frecuencia con la que ocurren.

La duración, o qué tan larga es una contracción, se mide desde el inicio de la contracción hasta el momento en que termina esa misma contracción. Generalmente se mide en segundos.

La frecuencia, o qué tan seguidas son las contracciones, se mide desde *el inicio* de una contracción hasta *el inicio* de la siguiente contracción. Se mide en minutos.

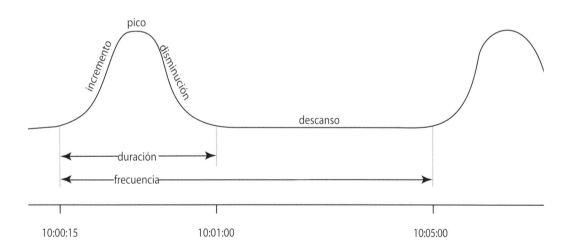

La duración, o longitud, de la contracción registrada en el gráfico anterior es de 45 segundos. La frecuencia, o el tiempo, entre el comienzo de esta contracción y el comienzo de la siguiente, es de 4 minutos y 45 segundos.

Etapa anterior al trabajo de parto

Es posible que sienta contracciones pero aún no esté en trabajo de parto. Este **falso trabajo** de parto sucede en realidad porque el cuerpo se está preparando para el alumbramiento, por eso es más preciso referirse a él como **la etapa anterior al trabajo de parto**. Durante el trabajo de parto verdadero, el tiempo entre las contracciones disminuirá gradualmente y las contracciones en sí aumentarán en intensidad. Comenzará sintiendo contracciones cada 15 minutos y luego de una hora se dará cuenta de que vienen cada 10 minutos, y necesitará concentrarse más para respirar cuando ocurran y permanecer relajada. Algunas mujeres pueden comenzar con el trabajo de parto verdadero con contracciones intensas desde el inicio y que vienen cada 3 ó 4 minutos.

Las contracciones en la etapa anterior al trabajo de parto no son regulares y es probable que tengan una intensidad variable. Tal vez incluso se debiliten después de un tiempo.

Caminar es una buena forma de probar si está realmente en trabajo de parto. Si las contracciones son más intensas cuando camina, es muy probable que esté realmente en trabajo de parto. Si desaparecen o parecen debilitarse cuando camina, usted probablemente esté en la etapa anterior al trabajo de parto. Hablar también ayuda a determinar si se encuentra realmente en trabajo de parto. Si no puede hablar mientras tiene contracciones, es probable que sea trabajo de parto verdadero.

Si aún no está segura, llame a su proveedor de atención médica.

Si cree estar en trabajo de parto

Si cree estar en trabajo de parto, su proveedor de atención médica querrá hablar con usted para indicarle si debe ir al hospital. Su tono de voz revela información importante sobre su trabajo de parto al proveedor de atención médica.

Las preguntas que le puede hacer su proveedor de atención médica incluyen:

- ¿Ha roto bolsa?
- ¿Ha notado un aumento de la secreción vaginal?
- ¿Con qué frecuencia y regularidad tiene contracciones?
- ¿Cuándo comenzaron las contracciones? ¿Cuándo comenzaron a ser regulares?
- ¿Cómo se siente?

Respiración y relajación

Aprender a respirar y a relajarse correctamente puede facilitar su experiencia de trabajo de parto. Los cursos para el parto son una excelente oportunidad para aprender y practicar la respiración y la relajación, aun si éste no es su primer bebé. Si no ha hecho el curso para el parto, aun así puede usar técnicas de respiración y relajación, y las enfermeras que le asistan podrán ayudarla con eso.

Si desea tener un trabajo de parto y un parto sin analgésicos, podrá identificar estrategias para manejar el dolor y practicarlas con anticipación con su pareja o la persona que la apoye. Aun si planifica usar analgésicos, las técnicas adecuadas de respiración y relajación la ayudarán antes de que se le administre la medicación o si la medicación no la ayuda tanto como esperaba.

Aspectos básicos de la respiración

La respiración les proporciona oxígeno a usted y al bebé. Una respiración cómoda y relajada durante el trabajo de parto ayuda a que el útero funcione mejor y el cuello del útero se abra con más facilidad.

- **Recuerde seguir respirando.** Aguantar la respiración es normal si siente dolor; sin embargo, respirar la ayudará a aliviar la molestia. Respire con un ritmo y profundidad con los que se sienta cómoda y relajada. Esto puede variar a lo largo del trabajo de parto.

- **La ayudará buscar un punto focal, algo para mirar que la ayude a concentrarse.** Este punto focal puede ser sólo un punto en la pared; algunas mujeres usan su fotografía favorita o un artículo pequeño que traen con ellas al hospital. Otras mujeres prefieren mirar hacia adentro para concentrarse.

- **Use la respiración de limpieza antes y después de cada contracción.** La "respiración de limpieza" consiste simplemente en una inhalación profunda y una exhalación lenta.

- **Trate de relajarse entre contracciones.** Puede cambiar el ritmo y el estilo de la respiración para poder afrontar mejor el trabajo de parto. Escuche lo que su cuerpo le está diciendo y los proveedores de atención médica la ayudarán y la apoyarán.

Algunas técnicas de respiración utilizadas en el trabajo de parto incluyen:

- **La respiración lenta.** Es como una extensión de la respiración de limpieza, desde lo más profundo del pecho. Inhale tranquila y profundamente y exhale despacio.

- **La respiración rítmica.** Ésta es una respiración más superficial, desde el pecho. Diga la palabra "ji" para mantener la respiración a un ritmo constante.

- **La respiración de ritmo variable.** Puede tomar el tiempo de este tipo de respiración, especialmente con la ayuda de su compañero en el parto. Para hacerlo, cuente una serie de "ji" que terminen con un soplo. Por ejemplo: "ji, ji, ji, soplo". Podrá concentrarse mejor en su respiración si varía el patrón: "ji, ji, ji, soplo", "ji, ji, soplo", "ji, soplo", "ji, ji, ji, soplo", etc. Su compañero puede ayudarla a variar el patrón.

- **Cómo respirar con la necesidad de pujar.** Es posible que sienta una abrumadora necesidad de pujar, aun antes de que sea el momento del nacimiento. Esta necesidad le dará la sensación de querer evacuar. Pujar con frecuencia contra un cuello del útero que no tiene dilatación completa puede hacer que el cuello se hinche. Para controlar esa necesidad, puede repetir una palabra cualquiera, jadear o exhalar pequeñas cantidades de aire como si tratara de soplar para sacarse el pelo de la frente.

Posiciones para la relajación o el trabajo de parto

A continuación se encuentran algunas ilustraciones de las posiciones que puede intentar adoptar cuando esté en trabajo de parto o simplemente cuando necesite relajarse. Recuerde adoptar distintas posiciones y cambiar de posición con frecuencia.

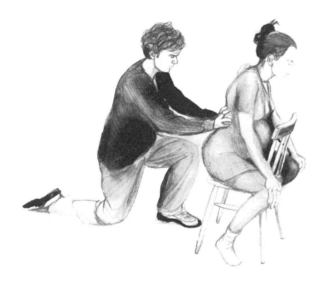

Si se sienta frente al respaldo de una silla, otra persona puede masajearle la espalda y hacerle presión contraria, es decir, presión firme contra la parte baja de la espalda durante una contracción.

La presión contraria puede ser especialmente útil si siente contracciones fuertes contra la parte baja de la espalda.

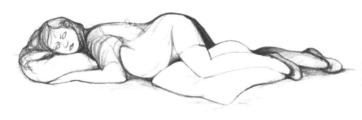

La posición de costado, con almohadas para sostener la cabeza y la pierna, puede ayudarle a relajarse cómodamente durante las contracciones.

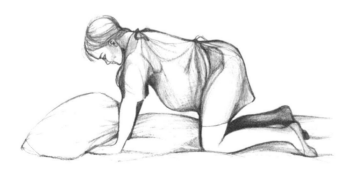

Colocarse sobre manos y rodillas puede ayudar con los dolores del parto en la parte baja de la espalda. Ayuda a aliviar la presión de la cabeza del bebé sobre su rabadilla. Cuando está en esta posición, otra persona puede masajear su espalda o hacerle presión contraria.

Esta posición también puede permitir que el bebé se mueva hacia una posición mejor para el parto.

Aspectos básicos de la relajación

Las técnicas de relajación pueden usarse en cualquier momento, no sólo para el trabajo de parto. Descubrirá que son útiles para muchas situaciones, desde una cita con el dentista hasta satisfacer las exigencias del nuevo bebé. A continuación, algunas sugerencias para facilitar la relajación.

- **Póngase cómoda.** Use ropa cómoda, preferentemente suelta. Siéntese o recuéstese en una posición en la que no se sienta apretada. Busque lugares tranquilos. Escuche música suave.

- **Practique con regularidad.** Practique las técnicas de relajación tres veces por semana como mínimo. Hágalo siempre a la misma hora, ya sea a la mañana temprano o antes de irse a dormir.

- **Dígale a su pareja qué la ayuda a relajarse y qué la distrae.**

- **Preste atención a las partes de su cuerpo que reaccionan al estrés.** ¿Le duele el cuello? ¿Siente rigidez en las piernas?

- **Imagínese que está en un lugar apacible, donde se sienta tranquila.** Imaginar que está relajada puede ayudarla a relajarse. Para algunas personas es útil imaginarse en un lugar en particular (en una playa cálida, caminando en un bosque apacible, sentados en la cima de una montaña) que asocien con la idea de "paz".

Sentirse lo más relajada posible la ayudará a estar más cómoda y avanzar con mayor facilidad en el trabajo de parto. Éstas son algunas formas de relajarse: salir a caminar, recibir masajes, tomar un baño o ducha tibia, bailar lento con su pareja y hasta tararear o gemir una "canción para el trabajo de parto".

Muchas mujeres piensan que actividades rítmicas como balancearse o sentarse en una mecedora las ayudan a relajarse. Recuerde respirar a un ritmo y profundidad con los que se sienta cómoda.

Su pareja puede ayudarla animándola a relajarse y a respirar correctamente y acariciándola mientras sostiene su cuerpo.

Trabajo de parto y espiritualidad

Es probable que experimente distintas emociones y pensamientos mientras se prepara para el nacimiento del bebé. Se mezclarán la excitación, la ansiedad y la inseguridad con la feliz expectativa de poder finalmente cargar al bebé en brazos. Muchas mujeres sienten que un poder creador superior se une a ellas. Algunas llaman a este poder Dios o Alá, el Creador o el Poder Supremo. Independientemente de su tradición religiosa, es posible que considere el nacimiento como un evento sagrado y sienta la necesidad de recurrir a su fe para que la guíe y le dé fuerzas.

Durante el trabajo de parto, puede elegir un ritual como una sagrada lectura, una oración o un cántico. Si desea obtener ayuda del personal del hospital para este ritual, solicítela a la enfermera. Tal vez quiera también pedir a alguien que le dé apoyo espiritual durante el trabajo de parto. También podrá traer a la habitación del hospital un objeto especial con un significado espiritual. Finalmente, muchas familias desean elegir un cántico, oración o lectura especial para dar la bienvenida al mundo al nuevo bebé. Todo esto puede ayudarla a encontrar un cierre para una fase de su vida que termina y encontrar la bendición para la nueva fase que comienza.

Trabajo de parto y alumbramiento

Hay tres etapas de trabajo de parto y tres fases durante la primera etapa: inicial, activa y de transición. Consulte las gráficas en las páginas 72 y 73 para obtener información específica sobre cada etapa del trabajo de parto.

Primera etapa del trabajo de parto

Durante la primera etapa de trabajo de parto tienen lugar el adelgazamiento (borramiento) y la apertura (dilatación) del cuello del útero para permitir el nacimiento del bebé. El adelgazamiento o **borramiento** se describe, por lo gene-ral, en porcentajes. Si su proveedor de atención médica dice que tiene un borramiento del 50 por ciento, significa que el cuello del útero ha adelgazado hasta la mitad de su grosor habitual. La apertura o **dilatación** se describe, por lo general, en centímetros: una dilatación completa sería de 10 centímetros.

Borramiento del cuello

El cuello uterino de la madre se "borra" o adelgaza durante la preparación del cuerpo para el nacimiento. La ilustración sobre la izquierda muestra un cuello uterino que no se ha borrado aún, si bien la cabeza del bebé está empujando. El cuello uterino sobre la derecha está totalmente, o 100 por ciento, borrado.

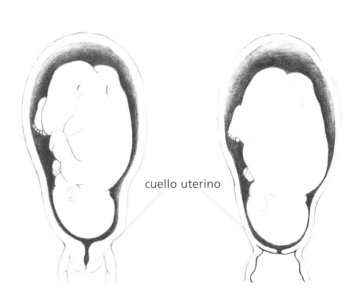

cuello uterino

En algunas mujeres, el borramiento y la dilatación pueden comenzar algunos días antes de que estén preparadas para el parto y el proceso es lento. En otras, puede ser sólo una cuestión de horas.

Su proveedor de atención médica puede hacer referencia a **la posición** fetal o qué tan bajo está el bebé en su pelvis. Cuando la cabeza del bebé está encajada en **la posición cero**, el bebé está listo para atravesar el estrecho pélvico.

Fase inicial

Cuando comience el trabajo de parto, probablemente sienta entusiasmo y alivio porque finalmente llegó el momento de tener al bebé. Un baño tibio, una taza de té, una caminata, bailar lento o una sesión de masajes pueden ayudar a que se relaje y su pareja puede colaborar en esta tarea. Cada mujer es diferente, por lo tanto, preste atención a lo que le haga sentir más cómoda.

Estaciones de encajamiento

La cabeza del bebé está "encajada" cuando ha descendido profundamente a la cavidad pélvica. Esta ilustración muestra las posiciónes de encajamiento. Cuando la cabeza está totalmente encajada, se encuentra en la posición cero.

Fase activa

En la fase activa, las contracciones serán más prolongadas, dolorosas y próximas entre sí. Puede tener sensación de náuseas, inquietud y estar concentrada en su interior.

Cuando las contracciones son más intensas y frecuentes, es normal tener algunas dudas sobre su capacidad para soportar contracciones aún más intensas y frecuentes. Use cualquier tipo de respiración que aparentemente funcione. Sólo recuerde que no debe dejar de respirar y use las técnicas de relajación que aprendió en las clases y que practicó en su casa.

Fase de transición

A medida que el cuello del útero se dilate de 8 a 10 centímetros, aumentará la intensidad de las contracciones, que se producirán una después de la otra. Probablemente esté inquieta, tensa, con sudor y náuseas, o sienta calor o frío. Su cuerpo está haciendo un gran trabajo e implica mucho esfuerzo conservar la calma y respirar mientras se tienen las contracciones.

Puede ser difícil para usted escuchar lo que sus proveedores de atención médica le dicen en este momento. Usted está muy concentrada en superar cada contracción.

Para muchas mujeres, ésta es la parte más complicada del trabajo de parto. Tal vez le preocupe no poder continuar. En poco tiempo, todo *terminará*. Puede servirle recordar que cada contracción la acerca más al final del trabajo de parto y que podrá ver a su nuevo bebé.

Su pareja y los proveedores de atención médica estarán allí para apoyarla, alentarle y calmarla durante esta etapa difícil. Si practicó los ejercicios de respiración y relajación, tal vez le resulte más fácil soportar este momento.

A medida que finaliza la etapa de transición, puede comenzar a sentir presión en el recto, como si estuviera defecando. Informe a su pareja y a su proveedor de atención médica cuando tenga esta sensación. Su pareja puede ayudarla con la respiración. El jadeo la ayudará a evitar que empuje antes de que sea el momento preciso.

Manejo de la comodidad

Durante el trabajo de parto, muchas mujeres se sienten más cómodas cuando caminan, realizan el ejercicio para la rigidez en la pelvis, se bañan o duchan y usan técnicas de respiración. No obstante, algunas mujeres pueden necesitar algún tipo de medicamento que las ayude a no perder la concentración y a relajarse, y que les permita descansar.

Los medicamentos y el trabajo de parto

Los medicamentos que puede recibir durante el trabajo de parto y el parto son: s**edantes, analgésicos sistémicos** (que alivian el dolor), **analgesia intratecal, analgesia epidural** o **anestesia general.** Todos estos medicamentos se asocian con beneficios e inconvenientes.

Cada persona tiene opiniones diferentes con respecto al uso de medicamentos durante el trabajo de parto. Su opinión, junto con la información que reciba ayudará a decidir cuál será el papel que tendrá la medicación en su propio trabajo de parto.

Medicamentos sistémicos

El término **sistémico** hace referencia a todo el cuerpo. Los medicamentos sistémicos se absorben en el torrente sanguíneo. La sangre los lleva hacia cualquier parte del cuerpo por la que circula. Estos medicamentos atraviesan la placenta y pueden afectar al bebé. Se administran en forma de comprimidos, inyección, por vía intravenosa y por inhalación (con una mascarilla). Los ejemplos incluyen:

Tranquilizante (como Vistaril)

- **Acción:** reduce la tensión, la ansiedad y el temor.

- **Beneficios:** puede ayudarla a descansar y relajarse. También puede aliviar las náuseas (malestar estomacal) y los vómitos.

- **Posibles inconvenientes:**
  - Para la madre: puede hacer que se sienta mareada y confundida. Puede causar sequedad en la boca y cambios en la presión arterial y la frecuencia cardíaca.
  - Para el bebé: puede afectar la frecuencia cardíaca, la respiración, el tono muscular y el reflejo de succión si se administra muy próximo al nacimiento. Por este motivo, este medicamento se usa durante el comienzo del trabajo de parto.

Analgésico narcótico (como Nubain)

- **Acción:** reduce la percepción del dolor y ayuda en la relajación. Este medicamento se evita cuando la mujer esta cerca de la fase de transición. En caso de ser necesario, el fármaco Narcan puede reducir los efectos de Nubain.

- **Beneficios:** no elimina el dolor, pero lo calma bastante. Podrá descansar mejor entre las contracciones. A menudo, se administra durante la fase activa del trabajo de parto mediante una inyección o por vía intravenosa.

- Posibles inconvenientes:

  – Para la madre: puede provocarle somnolencia o mareos. Puede disminuir la frecuencia respiratoria y la presión arterial. Puede hacer más lento el desarrollo del trabajo de parto.

  – Para el bebé: puede disminuir la respiración, alterar la frecuencia cardíaca y afectar el tono muscular y los reflejos musculares.

Analgesia regional

El término **analgesia** significa "ausencia de la sensación normal de dolor". **Regional** se refiere al área del cuerpo en donde actúa el medicamento. Estos medicamentos se inyectan en la columna vertebral. Proporcionan alivio del dolor desde la cintura hacia abajo.

Medicación epidural (como bupivacaína, lidocaína, ropivacaína u otros fármacos terminados en "-caína")

- **Acción:** adormece partes del cuerpo. Se administra por medio de un catéter (tubo pequeño) que se coloca en el espacio epidural (entre las vértebras, en la parte inferior de la espalda). Este medicamento se administra a menudo con o seguido de un narcótico o un medicamento similar a un narcótico (como fentanilo o morfina).

- **Beneficios**

  – Proporciona alivio del dolor o adormecimiento desde la cintura hasta abajo. Durante el trabajo de parto, puede sentir presión.

  – No sentirá somnolencia ni mareos. Ya que el catéter se deja en el lugar, recibe el medicamento continuamente. Se puede aumentar la dosis según sea necesario.

  – Tiene menos efectos en el recién nacido que otros medicamentos.

- Posibles inconvenientes:

  – Para la madre: puede provocar un descenso brusco de la presión arterial (se administran líquidos por vía intravenosa para ayudar a prevenir este efecto). Requiere un mayor control de la presión arterial, la frecuencia cardíaca, la temperatura y el bebé, lo que restringirá el movimiento de la madre. Puede afectar el impulso de pujar. Puede hacer más lento el trabajo de parto. Riesgo de fiebre. Puede causar problemas para orinar.

  – Para el bebé: si baja la presión arterial de la madre, puede causar dificultades en el bebé. El medicamento puede afectar el comportamiento y los reflejos del recién nacido. Si la madre tiene fiebre, se supervisará al bebé más atentamente.

Inyecciones en la parte inferior de la espalda

El medicamento epidural va en el espacio fuera de la médula espinal. El medicamento intratecal va dentro de la médula espinal, en el líquido cefalorraquídeo.

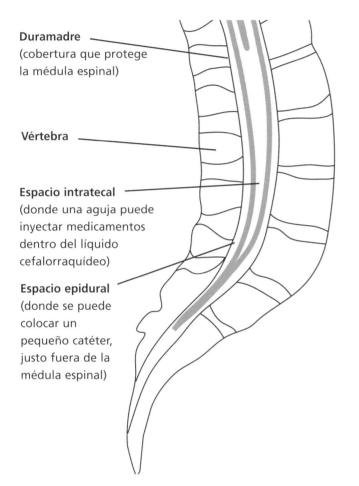

Duramadre
(cobertura que protege la médula espinal)

Vértebra

Espacio intratecal
(donde una aguja puede inyectar medicamentos dentro del líquido cefalorraquídeo)

Espacio epidural
(donde se puede colocar un pequeño catéter, justo fuera de la médula espinal)

Medicamento intratecal (como fentanilo, morfina o sufentanilo)

- **Acción:** proporciona alivio del dolor en partes del cuerpo. Se administra por medio de una aguja en el espacio intratecal de la médula espinal (entre las vértebras en la parte inferior de la espalda, a través de la duramadre).

- **Beneficios:**
    - Alivio del dolor de la cintura hacia abajo.
    - Puede moverse y estar más activa.
    - No le provocará somnolencia ni mareos. Sentirá el impulso de pujar.

- **Posibles inconvenientes:** la madre puede sentir picazón, náuseas, vómitos, dificultades para orinar o cefalea raquídea (poco común). Se supervisará más atentamente tanto a la madre como al bebé.

Anestesia regional

El término **anestesia** significa "pérdida total o parcial de la sensación". Usted puede estar dormida o despierta. La anestesia regional adormece una parte del cuerpo. Por lo general, se usa para los partos por cesárea.

Anestesia general

Se administra por vía intravenosa o inhalación (mascarilla). Implica que estará completamente dormida para la cirugía. Se usa para partos por cesárea en caso de una emergencia. El medicamento afecta a todo el cuerpo.

Segunda etapa del trabajo de parto

En esta etapa, comienza a empujar hasta que nace el bebé.

Una vez que el cuello del útero esté completamente dilatado, sentirá un impulso incontenible de empujar, como si su cuerpo fuera el que toma todas las decisiones y usted simplemente lo siguiera. Esto representa un gran esfuerzo, pero también es un alivio enorme: AHORA va a tener al bebé.

A menudo, empujar es como tener una deposición muy grande, lo que a veces ocurre por la fuerza que se hace para empujar. No se preocupe por esto: es normal y puede ser un indicio de que está haciendo la fuerza correcta.

Con la ayuda de su pareja y de los proveedores de atención médica, encuentre una posición que sea cómoda mientras empuja. Si está de pie o se pone en cuclillas, la fuerza de gravedad ayudará al bebé a descender a medida que empuja, pero para algunas mujeres estas posiciones son demasiado incómodas para sus piernas. Puede sentarse en una silla normal o en un asiento especial para partos. Si prefiere estar recostada, trate de hacerlo de costado y no de espaldas, y que su pareja le sostenga la pierna de arriba.

Una vez que haya comenzado a empujar para que nazca el bebé, todo puede desarrollarse con bastante rapidez. Usted estará tan concentrada en empujar y tener al bebé que probablemente no escuchará lo que le dicen los demás, ni prestará atención a todo lo que sucede a su alrededor.

El tiempo del empujar para una mujer que tiene a su primer hijo normalmente es de una a dos horas. Para una mujer que ya tuvo al menos un hijo el tiempo es alrededor de media hora menos.

Normalmente, aparecerá primero la cabeza del bebé. La parte superior de la cabeza aparecerá a medida que empuje con las contracciones. El coro-namiento es el momento cuando la parte más ancha de la cabeza del bebé sale del cuerpo de la madre.

Si es necesario practicar una episiotomía, que es un procedimiento quirúrgico para agrandar el orificio del parto, se realiza cuando aparece la cabeza del bebé. Una episiotomía puede ayudar al bebé a nacer más rápido si se presentan dificultades en el proceso del parto. Muchas mujeres pueden parir sin necesidad de una episiotomía o sin sufrir un desgarro.

Después de que aparece la cabeza del bebé, salen los hombros. Luego, el resto del cuerpo del bebé prácticamente se desliza.

Su proveedor de atención médica sujetará y cortará el cordón umbilical que conecta al bebé con la placenta. Por lo general, se le ofrecerá a su pareja la oportunidad de hacerlo.

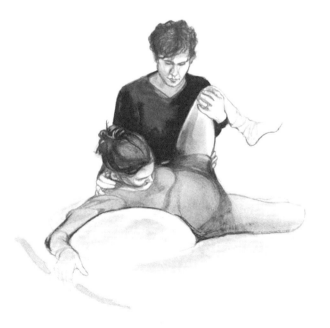

Su pareja puede ayudarla a encontrar una posición para el parto que sea cómoda para usted. Si desea acostarse, pida a su pareja que le sostenga la pierna de arriba para mantener la pelvis abierta.

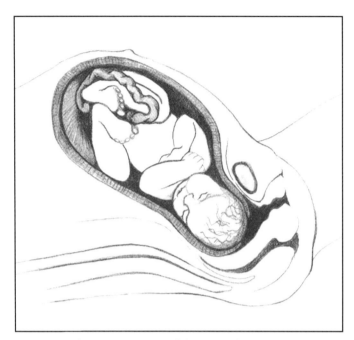

Durante la primera etapa del parto, el cuello uterino adelgaza y se abre. Esto puede tardar horas o incluso días. En esta etapa, el bebé puede estar de cara a su costado.

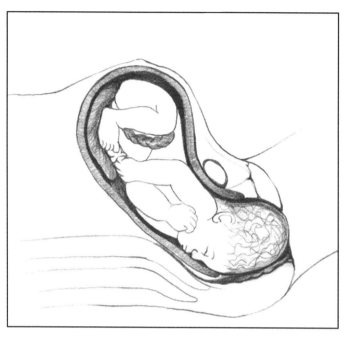

La parte superior de la cabeza del bebé se muestra, o "corona", mientras usted puja. Generalmente, el bebé está de cara a su columna mientras nace.

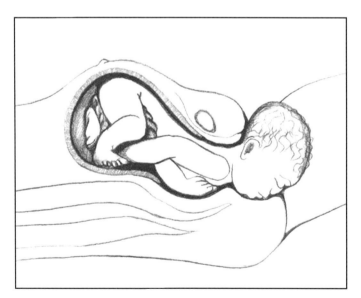

En la mayoría de los nacimientos, la cabeza del bebé sale primero y demanda el mayor esfuerzo.

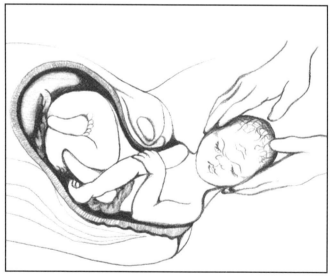

Una vez que salie la cabeza y los hombros, el resto del cuerpo del bebé sale fácilmente.

TRABAJO DE PARTO Y PARTO

PRIMERA ETAPA: Dilatación y borramiento del cérvix (de 4 a 20 horas)

FASES	DURACIÓN[1]	CONTRACCIONES	POSIBLES SEÑALES EMOCIONALES, FÍSICAS	PAPEL DE LA PAREJA	MEDIDAS DE COMODIDAD
Dilatación inicial 0 a 4 cm Borramiento 0 a 60%	1er bebé 8 a 10 horas 2° bebé en adelante 4 a 6 horas	Intensidad: leve Duración: 30 a 45 segundos Intervalo: 5 a 20 minutos (irregular)	Cólicos abdominales La intensidad aumenta cuando aumenta la actividad Dolor de espalda Aparece mucosa sanguinolenta Fisura o ruptura de la BA[2] Diarrea Entusiasmo Ansiedad	Entretenimiento Ayudar con relajación Prepararse para el viaje al hospital Cronometrar contracciones Mantener la calma Notificar a la comadrona /al médico Presión en la espalda	Mantener actividad normal según sea posible Baño o ducha Posición cómoda Balanceo pélvico Presión en la espalda Dieta blanda Pararse/caminar
Dilatación activa 4 a 8 cm Borramiento 60 a 100%	1er bebé 3 a 6 horas 2° bebé en adelante 2 a 4 horas	Intensidad: más dolorosas, más seguidas y mayor duración Duración: 50 a 60 segundos Intervalo: 2 a 5 minutos	Dolor y presión en las caderas, la ingle, en la parte trasera de las piernas Sofocos y escalofríos Se incrementa la presencia de mucosa sanguinolenta Fisura o ruptura de la BA[2] Sed Náuseas, vómitos Se dificulta la relajación Mayor tranquilidad, "concentración en el interior" Inquietud Sentimiento de dependencia	Mantenerse cerca y calmar Ayudar a relajar Cronometrar contracciones Animar a cambiar de posición Limpiar frente con toallita fría Ofrecer pedacitos de hielo/ líquidos Ánimo constante Después de cada examen, preguntar sobre el progreso Considerar darse un baño/ducha Frotar los pies, masajes Ayudar a establecer/proteger rituales	Rituales Movimientos rítmicos Relajación Vaciar la vejiga Cambiar de posición Balanceo pélvico Bombón/un dulce/helado Toallita fría Frotar la espalda Respiración lenta y profunda Punto focal Considerar medicación
Transición 8 a 10 cm	1er bebé ½ a 3 horas 2° bebé en adelante ½ a 2 horas	Intensidad: muy fuerte Duración: 70 a 90 segundos Intervalo: 1½ a 2 min.	Contracciones muy fuertes Amnesia entre las contracciones Calambres en las piernas Dolor de espalda Urgencia de pujar Náuseas y vómitos Escalofríos y sofocos Temblor en las piernas Exigente, exhausta, vulnerable, asustada, aterrorizada	Dar apoyo Respirar con la mamá Frotar la espalda Proporcionar toallitas secas Cronometrar contracciones Instrucciones claras y sencillas Acepte su dolor, muestre confianza en que ella puede hacerle frente Notifique al personal si ella desea empujar	Aguantar una contracción a la vez Cambios de posición/ relajación Frotar la espalda Toallita fría/abanicuear Pedacitos de hielo/traguitos de agua Calcetines/cobija caliente Estar abierto a recibir apoyo del proveedor y de la pareja

[1] La duración de los tiempos es promedio. Su parto puede ser más lento o más rápido y aún así ser normal.

[2] BA = Bolsa amniótica o membrana amniótica

SEGUNDA ETAPA: Nacimiento del bebé

DURACIÓN	CONTRACCIONES	POSIBLES SEÑALES EMOCIONALES, FÍSICAS	PAPEL DE LA PAREJA	MEDIDAS DE COMODIDAD
1er bebé ½ a 3 horas 2º bebé en adelante: ½ a 1 hora	Intensidad: puede ser leve al principio, la intensidad aumenta con el paso del tiempo Duración: 60 segundos Intervalo: 3 a 5 minutos	Urgencia de empujar/presión en el recto Dolor de espalda Sensación de estiramiento, ardor, picazón en el perineo Confusión Fatiga	Ayudar con la posición y sujetar el cuerpo Abanicar a la mamá Toallita fresca, pedacitos de hielo Animar a relajarse entre las contracciones Felicitar a la mamá Preparar la cámara, etc. Pedir ayudar en el parto o cortar el cordón umbilical, si lo desea Disfrutar el parto	Escuchar las necesidades urgentes de su cuerpo Relajar la base de la pelvis Ajustar la posición para mayor comodidad y para empujar más eficazmente Ver o tocar la cabeza del bebé Trabajar con los proveedores Jadear para evitar empujar o empujar cuando se le indique hacerlo Toallita fresca, pedacitos de hielo

TERCERA ETAPA: Nacimiento de la placenta

DURACIÓN	CONTRACCIONES	POSIBLES SEÑALES EMOCIONALES, FÍSICAS	PAPEL DE LA PAREJA	MEDIDAS DE COMODIDAD
2 a 45 minutos	Intensidad: normalmente leves (las contracciones pueden ser más fuertes con el segundo bebé) Duración: irregular Intervalo: irregular	Alivio Podría llorar Deseo de sostener al bebé en brazos o simplemente descansar	Felicitar a la mamá Sostener y disfrutar del bebé Animar a la mamá a relajarse Mirar la placenta si desea hacerlo Compartir su alegría y emoción	Empujar como se le indica para que nazca la placenta Dar de mamar Relajarse y descansar Sostener al bebé si lo desea hacer

CUARTA ETAPA: Recuperación

DURACIÓN	CONTRACCIONES	POSIBLES SEÑALES EMOCIONALES, FÍSICAS	PAPEL DE LA PAREJA	MEDIDAS DE COMODIDAD
1 a 2 horas	Intensidad: leve Duración: corta Intervalo: irregular	Alivio, felicidad Cólicos abdominales (especialmente al dar de mamar) Loquios (secreción de sangre) Hambre, sed Mareos Curiosidad por el bebé	Estar orgulloso de sí mismo y de la mamá Llamar por teléfono a familiares y amigos Compartir los sentimientos acerca del nacimiento Ayudar a poner al bebé en posición para amamantarlo Disfrutar de la cercanía con la mamá y el bebé Ayudar a seleccionar a los visitantes y las llamadas	Dar de mamar Baño de esponja Pedacitos de hielo en el perineo Alimento Cambios de posición Descanso y relajación

Tercera etapa del trabajo de parto

La **placenta,** a menudo llamada **secundinas,** se expulsa unos minutos después de que nace el bebé. Sentirá algunas contracciones, que normalmente no causan dolor. Su proveedor de atención médica estará atento a las señales de que la placenta está lista para ser expulsada y tal vez le pida que empuje un poco para ayudar. A medida que expulse la placenta, puede sentir presión.

Inmediatamente después del nacimiento

Los proveedores de atención médica a cargo del parto aspirarán suavemente la nariz y boca del bebé, si es necesario, y se asegurarán de que el bebé está respirando correctamente. Le colocarán al bebé sobre su abdomen para que pueda verlo, tocarlo y establecer un vínculo con su nuevo hijo. A menudo, se coloca al bebé en su seno para que comience a amamantarlo.

Si se le practicó una episiotomía o sufrió un desgarro en la zona perineal, su proveedor de atención médica le dará algunos puntos después de que expulse la placenta. Se le aplicará una anestesia local, similar a la novocaína, para que no sienta los puntos de la sutura.

Puntuación de Apgar

En el primer minuto de vida del bebé y nuevamente 5 minutos más tarde, se realiza una evaluación breve, denominada **Puntuación de Apgar,** para determinar el estado físico general del bebé después del trabajo de parto y el parto. Al bebé se le otorga un puntuación de 0 a 2 en cinco aspectos diferentes de su estado: frecuencia cardíaca, respiración, tono muscular, color de la piel y reflejos.

Parto por cesárea

Un parto por cesárea, que por lo general se conoce simplemente como **cesárea,** puede ser necesario si el bebé está en una posición anormal o si hay señales de problemas con la madre o el bebé durante el trabajo de parto. Su proveedor de atención médica ayudará a decidir si la cesárea es necesaria. Una vez que se tome la decisión de continuar con la cesárea, la trasladarán rápidamente al área de cirugía.

Durante esta cesárea, el médico realiza una incisión en el abdomen y el útero, y luego extrae al bebé a través de la incisión. En la mayoría de los casos, se aplica anestesia regional, que la anestesiará pero no hará que se duerma. Si el médico cree que el bebé debe nacer rápidamente, es probable que se le aplique anestesia general y no estará despierta cuando nazca el bebé.

Después del nacimiento, el médico suturará el útero y el abdomen para cerrar la herida. Su pareja normalmente podrá estar con usted durante la

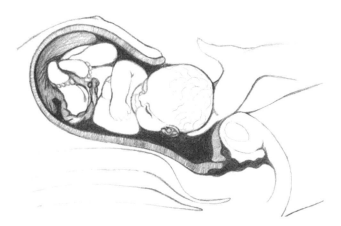

En una cesárea, el bebé nace por una incisión que se realiza en el abdomen y el útero. Excepto en una emergencia, la madre puede estar despierta durante el nacimiento y la pareja puede estar presente.

cesárea, si el hospital y su proveedor de atención médica se lo permiten, y siempre que su pareja se sienta a gusto con la idea.

Debido a la habilidad de los médicos y las enfermeras y el uso de equipo médico moderno, la mayoría de las madres y los bebés se recuperan muy bien después de la operación. Su recuperación será más lenta que si el parto hubiera sido vaginal; acaba de pasar por una cirugía abdominal y los tejidos y los músculos necesitan tiempo para cicatrizar.

Si había planificado tener un parto vaginal, tal vez sienta que una cesárea de alguna manera es un fracaso, pero no es cierto. Una cesárea puede resolver rápidamente los inconvenientes que usted y el bebé podrían haber tenido en el proceso del parto. Salvo en emergencias poco frecuentes, usted y su pareja participarán completamente en la decisión de la cesárea. Una cesárea puede ser la mejor oportunidad para que usted y su hijo tengan un parto seguro y saludable.

Tener una cesárea no necesariamente implica que el próximo bebé deba nacer también por cesárea. Debe hablar con su proveedor de atención médica sobre el parto vaginal después de cesárea (VBAC, por sus siglas en inglés) para su próximo embarazo.

PROCEDIMIENTOS MÉDICOS DURANTE EL TRABAJO DE PARTO Y EL NACIMIENTO

PROCEDIMIENTO	BENEFICIOS	INCONVENIENTES	QUÉ PUEDE HACER
Líquidos intravenosos (I.V.) Se inserta un catéter delgado en una vena del brazo de la madre. Los líquidos o los medicamentos se administran mediante este catéter.	Permite que haya un acceso rápido a la circulación de la madre para administrar líquidos o medicamentos. Puede ayudar a que se mantengan los líquidos en el sistema de la madre si ella está vomitando. Puede ayudar a controlar la presión arterial si se administra anestesia regional.	Puede restringir el movimiento durante el trabajo de parto. Puede provocar dolor en el lugar de la inserción durante o después del trabajo de parto. Puede ser innecesario si la madre está tomando cantidades adecuadas de líquido.	Pregunte al proveedor de atención médica si puede tomar líquidos por la boca. Solicite un conector salino (proporciona acceso a una vena pero no restringe el movimiento). Si está confinada a una cama o a una silla, cambie posiciones cada 20-30 minutos. Pregúntele al personal las razones para la intervención.
Monitorización fetal electrónica externa (MFE) Sobre el abdomen de la madre se colocan dos instrumentos, que se sujetan con cinturones elásticos. A través de ondas de ultrasonido, un instrumento registra la frecuencia cardíaca del bebé, y el otro registra las contracciones uterinas de la madre.	Puede brindar información útil sobre el estado del bebé y la tolerancia del trabajo de parto. Puede ser útil en determinados procedimientos médicos (por ejemplo, el uso de Pitocin). Puede ser menos limitante para la movilidad de la madre que un monitor interno. No invasivo y sin riesgo de infección.	Puede restringir el movimiento durante el trabajo de parto. No siempre es preciso; puede ser necesaria otra intervención para evaluar el estado del bebé. Puede llevar de manera innecesaria a más intervenciones médicas. No está probado que proporcione beneficios claros a la madre o al bebé en trabajos de parto de bajo riesgo.	Oír al bebé con un instrumento Doppler puede ser una opción en determinadas circunstancias. Si está confinada a una cama o a una silla, cambie posiciones cada 20-30 minutos. Pregúntele al personal las razones de la intervención.
Monitorización fetal electrónica interna (MFE) Se utilizan dos instrumentos para medir la actividad uterina y la frecuencia cardíaca del bebé. El instrumento utilizado para evaluar al bebé se inserta a través de la abertura cervical y se adhiere a la cabeza del bebé. El otro instrumento se pasa a través de la vagina y se apoya en la pared uterina.	Brinda información continua. Puede brindar información útil sobre el estado del bebé y la tolerancia del trabajo de parto. Puede ser útil en determinados procedimientos médicos (por ejemplo, el uso de Pitocin). Puede limitar menos el movimiento de la madre que la MFE (monitorización fetal electrónica) externa.	Invasivo y puede presentar riesgo de infección para la madre y el bebé. Requiere la ruptura de la membrana amniótica. Puede restringir el movimiento durante el trabajo de parto. Puede llevar de manera innecesaria a más intervenciones médicas. No está probado que proporcione beneficios claros a la madre o al bebé en trabajos de parto de bajo riesgo.	Un monitor externo, un fetoscopio, o un instrumento Doppler pueden ser una opción en determinadas circunstancias. Si está confinada a una cama o a una silla, cambie posiciones cada 20-30 minutos. Pregúntele al personal sobre la duración esperada del trabajo de parto si es necesario romper las membranas. Pregúntele al personal las razones de la intervención.
Episiotomía Incisión quirúrgica en el perineo que amplía la abertura vaginal, para el nacimiento o el uso de instrumentos para el parto. Se realiza la reparación después de expulsar la placenta.	Puede acelerar el parto entre 15 y 20 minutos en caso de una madre exhausta o un bebé que sufre. Puede ayudar cuando el bebé es muy grande o se usan instrumentos para ayudar al nacimiento. Crea una incisión recta, que puede ser más fácil de reparar que algunos desgarros grandes.	Provoca dolor a principios del período post-natal. Puede dar como resultado un desgarro más grande que si no se hace la episiotomía. La reparación puede interferir con la interacción temprana con el bebé. La prolongación de la incisión puede dar como resultado un daño en el tejido del recto.	Pregúntele al proveedor de atención médica con anticipación acerca de su práctica común respecto a la episiotomía. Si así lo desea, indique de antemano que desea que se le pida su permiso para el procedimiento. Busque medicamentos para el dolor, compresas de hielo, compresas perineales o baños sentada según los necesite. Pregúntele al personal las razones de la intervención.

PROCEDIMIENTO	BENEFICIOS	INCONVENIENTES	QUÉ PUEDE HACER
Uso de instrumentos como ayuda para el nacimiento Extracción con ventosa: Dispositivo en forma de taza que se coloca sobre la cabeza del bebé y se mantiene en su lugar mediante presión de succión. Fórceps: instrumentos en forma de cuchara que se colocan de uno a la vez alrededor de la cabeza del bebé.	Puede ayudar en un parto vaginal cuando la madre está exhausta o el bebé no se encuentra en una buena posición para el nacimiento. Puede ser necesario cuando la madre tuvo anestesia regional y no siente las contracciones para empujar. Puede acelerar el parto si el bebé está sufriendo.	La extracción con ventosa puede provocar moretones e hinchazón en la cabeza del bebé. Los fórceps pueden causar daño en los tejidos de la cara del bebé o la vagina de la madre. Ambos procedimientos pueden requerir episiotomía.	Hable con su proveedor de atención médica con anticipación sobre sus inquietudes acerca de estos procedimientos. Pregúntele al personal las razones de la intervención.
Maduración del cuello del útero Se coloca un medicamento (generalmente una hormona sintética) cerca del cuello uterino y se deja que actúe en el tejido cervical.	Puede comenzar las contracciones del trabajo de parto. Puede hacer que el uso de Pitocin sea más eficaz para la provocación del parto al promover la maduración del cuello del útero.	Quizá no funcione para la maduración del cuello uterino.	Pregunte acerca de las alternativas para la maduración del cuello uterino (estimulación de los pezones, relaciones sexuales y demás). Pregúntele al personal las razones de la intervención.
Amniotomía Se inserta un instrumento llamado perforador de membrana amniótica (en inglés, amnihook) a través del cuello del útero y se usa para realizar la ruptura de la membrana. Entonces, la membrana se rompe.	Puede ayudar a comenzar o acelerar el proceso del trabajo de parto al comenzar o aumentar la fuerza de las contracciones uterinas. Puede ser necesario para evaluar el color o la consistencia del líquido amniótico. Puede ser necesario si se inserta un monitor fetal electrónico interno a menos que ya haya habido ruptura de las membranas.	Puede aumentar el riesgo de infección para la madre o el bebé. Puede no ser eficaz para comenzar o acelerar el trabajo de parto; puede llevar a otros procedimientos. Puede limitar la capacidad de la madre de utilizar la bañera/ducha para su comodidad durante el trabajo de parto. Probablemente producirá contracciones más dolorosas, aunque más eficaces.	Pregunte acerca de las alternativas para empezar o acelerar el trabajo de parto (estimulación de los pezones, tomar una ducha o un baño, caminar y demás). Pregúntele al personal sobre la duración esperada del trabajo de parto si se rompen las membranas. Pregúntele al personal las razones de la intervención.
Provocación o aumento del trabajo de parto Se administra una hormona sintética (como Pitocin) por una vía intravenosa. Esto puede hacer que las contracciones comiencen o se hagan más fuertes.	Puede ayudar a comenzar el trabajo de parto si la fecha de parto se retrasa o si han surgido complicaciones que hacen necesario el nacimiento del bebé. Puede ayudar a que las contracciones sean más fuertes y, de este modo, que cumplan mejor su función.	Se requiere una observación más de cerca de la madre y el bebé (con MFE interna o externa). Se requiere una vía intravenosa, lo que limita la movilidad de la madre durante el trabajo de parto. Las contracciones pueden ser más dolorosas o más seguidas.	Pregunte acerca de las alternativas para estimular el trabajo de parto (estimulación de los pezones, tomar una ducha o un baño, caminar y demás). Si los movimientos están limitados, cambie de posición frecuentemente. Negocie para obtener más tiempo si así lo desea. Repase las estrategias para manejar la vía intravenosa y los monitores (página 76). Pregúntele al personal las razones de la intervención. Pida un procedimiento telemétrico (remoto) para la MFE.

Su hospitalización

Probablemente deba permanecer internada sólo un par de días, pero incluso una estadía tan breve debería ser lo más cómoda posible. Dormir y descansar es muy importante después del parto. Tal vez sienta algo de entusiasmo y permanezca completamente despierta durante un tiempo, pero recuerde que su cuerpo realizó un gran esfuerzo y necesita tiempo para recuperarse.

Si recibe visitas en el hospital, trate de que sean breves y no se sienta obligada a tener que entretenerlos.

Protección y seguridad

A usted, el bebé y su pareja les colocarán una banda inmediatamente después del nacimiento, con identificaciones que coincidan y que estarán adheridas a su muñeca y a la muñeca o el tobillo del bebé. Las bandas se controlarán cada vez que el bebé no esté con usted y cuando se lo devuelvan.

Los incidentes son extremadamente poco frecuentes, pero, por razones de seguridad, no entregue a su bebé a ninguna persona del hospital que no se identifique o que no use la tarjeta de identificación. Si tiene sospechas o dudas, llame a un supervisor de enfermería.

El bebé puede quedarse con usted en la habitación (tenerlo a su lado el mayor tiempo posible la ayudará a aprender más sobre él); sin embargo, si tiene que salir de la habitación aunque sea para una ducha rápida, no lo deje solo.

Rutinas hospitalarias

Durante su hospitalización puede esperar lo siguiente:

- **Varias enfermeras estarán a cargo de su atención ya que los turnos de trabajo cambian cada 8 a 12 horas.** Le realizarán controles algunas veces al día. Además, la ayudarán con el amamantamiento y le proporcionarán información sobre cómo cuidar de usted y el bebé en casa.

- **Una persona del laboratorio les extraerá sangre a usted y al bebé.**

- **Su proveedor de atención médica la visitará varias veces durante su estadía y hablará con usted sobre cuándo regresará a casa.**

- **El proveedor de atención médica del bebé lo examinará varias veces, hablará con usted y decidirá cuándo el bebé puede regresar a casa.**

- **Un representante de una empresa fotográfica le consultará si desea que le saquen fotos al bebé.** Esto es opcional, no es obligatorio que compre fotos.

- **Si su grupo sanguíneo es Rh negativo y en la semana 28 de embarazo le administraron RhIg, puede recibir otra inyección antes de irse del hospital.**

- **Si usted no tiene inmunidad contra la rubéola, se le aplicará una dosis de la vacuna para proteger a los futuros bebés.**

Atención postnatal

Después del nacimiento del bebé, el cuerpo comienza su recuperación. No se recupera por completo de golpe, pero cambia notablemente de inmediato. De la misma manera que prestó atención a las necesidades de su cuerpo durante el embarazo, es importante prestar atención a las necesidades que se presentan ahora.

Actividad

El descanso es fundamental. Las necesidades del bebé la interrumpirán mientras duerme, en un momento en el que podría dormir más de lo habitual. Permita que otras personas, como su pareja, su madre, amigos o parientes, la ayuden.

Puede encargarse de muchas de las actividades diarias de su casa, pero hágalas una a la vez. Permítase el tiempo para dormir siestas durante el día, cuando el bebé esté durmiendo. Evite levantar objetos pesados o realizar tareas que impliquen mucho esfuerzo, o deportes.

Si tuvo un parto por cesárea, probablemente le dirán que evite pasar la aspiradora, conducir el automóvil o subir escaleras durante 2 ó 3 semanas.

Flujo vaginal y menstruación

Inmediatamente después del parto vaginal, el flujo será rojo vivo. Debería cambiar a rojo oscuro antes de que se vaya del hospital. Si observa coágulos grandes (más grandes que una moneda de 50 centavos de dólar) o percibe mal olor, asegúrese de informarle al personal de enfermería.

El flujo vaginal puede continuar durante 4 ó 6 semanas después del parto. Normalmente, la cantidad disminuye y el color cambia a rojo amarronado, luego a blanco o transparente.

Si ha estado muy activa, el flujo puede volverse de un rojo más vivo y ser más abundante durante un tiempo. Si necesita más de una toalla higiénica por hora, recuéstese, descanse y llame a la clínica.

Los períodos menstruales normalmente comienzan de nuevo a las 6 ó 8 semanas después del parto. Si está amamantando, sus períodos pueden demorarse. No obstante, puede quedar embarazada.

Cuidado perineal

Use la botella perineal que le dieron en el hospital y cambie las toallas higiénicas cada vez que vaya al baño. Tome la cantidad que desee de baños tibios en tina para aliviar cualquier tipo de dolor. No use tampones hasta que haya desaparecido el sangrado vaginal. No se recomiendan las duchas vaginales sin asesoramiento médico.

Cuidado de la incisión

Después de un parto por cesárea, puede ducharse, pero trate de mantener alejada el agua de la incisión. Si las cintas adhesivas esterilizadas ("steri-strip") de la incisión se despegan, puede quitárselas luego de una semana del alta hospitalaria. Tire suavemente de ambos extremos de la cinta hacia la incisión. Tal vez observe una pequeña cantidad de líquido transparente o rosado. Consulte a su proveedor de atención médica si la secreción aumenta o si tiene olor, si la incisión se enrojece o si tiene fiebre.

Intestinos/hemorroides

Reduzca el riesgo de estreñimiento, que es común después del parto, con el consumo abundante de líquido (de 6 a 8 vasos diarios de bebidas sin cafeína) y el aumento del consumo de fibras en su alimentación. Si tiene problemas de hemorroides, los baños con agua tibia en una tina pueden aliviarla. Trate de no hacer esfuerzo durante la defecación. Su proveedor de atención médica puede recomendarle un medicamento de venta sin receta que la ayude con el estreñimiento.

Nutrición

Mantenga los buenos hábitos alimenticios que adquirió durante el embarazo. Aliméntese con una dieta bien equilibrada que incluya alimentos de cada parte de la pirámide alimenticia (ver páginas 8 y 9). No intente bajar rápidamente el peso que subió durante el embarazo mediante la reducción de calorías.

Ejercicios Kegel

Esos ejercicios Kegel que practicó durante el embarazo todavía pueden ser útiles. (En realidad, son útiles durante toda la vida). Después de tener al bebé, probablemente casi no pueda sentir los músculos, pero si continúa con los ejercicios Kegel, tendrá menos posibilidades de sufrir incontinencia urinaria al estornudar o toser.

Sexo

Se deben evitar las relaciones sexuales durante al menos 3 ó 4 semanas después del parto, o hasta que el flujo vaginal rojo amarronado haya desaparecido completamente. La mayoría de los proveedores de atención médica recomiendan no tener relaciones sexuales vaginales hasta después de la cita clínica de posparto. No obstante, si lo hace y no quiere quedar embarazada de nuevo, debe usar algún método anticonceptivo, como condones. Es posible quedar embarazada luego de un mes después del parto, aunque esté amamantando.

Cuándo llamar a su proveedor de atención médica

- Si se mide la temperatura debajo de la lengua y es de 100.4° F (38° C) o más.

- Si tiene sangrado vaginal intenso; sangrado de color rojo vivo que empapa más de una toalla higiénica por hora; o coágulos más grandes que el tamaño de una moneda de 50 centavos de dólar.

- Si tiene sangrado durante más de 6 semanas.

- Si siente ardor o dolor al orinar, o una necesidad frecuente o urgente de orinar.

- Si siente dolor en un lugar o tiene una zona roja en el seno.

- Si tiene secreciones vaginales con mal olor.

- Si siente más dolor o el dolor no desaparece después de la episiotomía o el desgarro perineal.

- Si tiene aumento en las secreciones, hinchazón, dolor o enrojecimiento alrededor de la incisión de la cesárea.

- Si tiene enrojecimiento o dolor alrededor de una vena en la pierna o si no puede pararse sobre esa pierna.

- Si tiene dolor abdominal extremo.

- Si experimenta náuseas y vómitos.

- Si tiene dolor en el pecho y tos o jadea para respirar.

Ejercicio

Sí, puede comenzar a realizar ejercicio físico poco tiempo después del parto, pero la mayoría de los proveedores de atención médica recomiendan esperar aproximadamente 6 semanas antes comenzar cualquier actividad física seria. Comience a ejercitarse lentamente, pero trate de que sea parte de su rutina diaria. Recuerde que le llevó varios meses aumentar de peso y cambiar su cuerpo durante el embarazo, y le llevará varios meses recuperarse.

Comience a caminar, un poco a la vez. Esto la ayudará a sentirse mejor en general, aunque no trabajará músculos específicos como en los ejercicios que se describen a continuación.

Endurecimiento abdominal

Recostada sobre su espalda o un costado (o más adelante, sentada o de pie), respire profundamente por la nariz y sienta cómo se expande el abdomen. Exhale el aire lentamente por la boca mientras empuja los músculos abdominales hacia adentro. Haga esto 2 ó 3 veces para comenzar. Puede hacer este ejercicio 24 horas después del parto.

Inclinación pélvica

Recuéstese sobre la espalda con las rodillas flexionadas. Apoye completamente la parte inferior de la espalda sobre el piso. Mientras exhala el aire, contraiga los músculos abdominales y luego sostenga durante 3 ó 4 respiraciones. Relájese y repita.

Sus emociones

Casi todo lo que sienta después del nacimiento es normal, es decir, otras mujeres a menudo sienten lo mismo.

Puede sentir una conexión instantánea con su hijo, pero no se preocupe si esto no sucede. Para muchas mujeres, el amor y el vínculo crecen a medida que cuidan de su bebé durante días y hasta semanas.

Durante las primeras 24 horas después del parto, empezará a aprender cómo cuidarse usted y cómo cuidar al bebé: cómo cambiarle los pañales, bañarlo y alimentarlo. Probablemente, todavía recuerde el trabajo de parto y el nacimiento. Puede ser difícil creer que el embarazo terminó y que ahora tiene un bebé.

Después de un día o un poco más, sentirá que el vínculo entre usted y el bebé se fortalece. Comenzará a ver al bebé como a una persona independiente, con personalidad y necesidades especiales.

Depresión puerperal (Baby Blues)

De 3 a 10 días después del parto, muchas mujeres sienten un poco de tristeza y ansiedad. Tal vez se sientan cansadas, molestas, tristes o confundidas. Incluso pueden sentir culpa: "Tengo un bebé maravilloso, ¿por qué me siento tan triste?".

Es normal sentirse así. Sus hormonas están regresando rápidamente a los niveles previos al embarazo, está cansada y no duerme lo suficiente. Tener un bebé, especialmente si es el primero, cambia su vida. Si antes del nacimiento usted trabajaba, puede sentirse sola al estar en su casa con el bebé como su única compañía casi todo el tiempo.

Lo importante es que hable con otras personas: su pareja, familiares, amigos, su proveedor de atención médica. Pida ayuda para poder descansar más y tener más confianza sobre su capacidad de poder cuidar al bebé.

Depresión postnatal

Si la depresión puerperal se prolonga por más de 2 semanas, usted puede tener un cuadro de depresión postnatal. Los síntomas incluyen:

- Sentirse triste, ansiosa o "vacía"
- Falta de energía, sensación de mucho cansancio
- Falta de interés en las actividades normales
- Cambios en los patrones del sueño o alimenticios.
- Sentirse desesperanzada, desvalida, culpable o que no vale nada.
- Sentirse malhumorada o irritable.
- Problemas para concentrarse o tomar decisiones simples.
- Pensar en lastimar a su bebé, aunque no lo haga.
- Pensamientos suicidas o sobre la muerte.

La depresión postnatal afecta hasta a 2 madres de cada 10. Puede ocurrir en cualquier momento durante el primer año de su bebé. Las mujeres con un historial de depresión tienen más probabilidades de deprimirse durante el embarazo o después del nacimiento.

La depresión postnatal es grave, pero tratable. Si piensa que pudiera tener depresión postnatal o si conoce a alguien que está luchando contra la depresión, llame a un proveedor de atención médica, una línea de apoyo o a alguien cercano a usted. Hay ayuda disponible. La depresión postnatal no mejorará por sí sola.

Adopción

Si entregó a su bebé en adopción, puede tener una sensación fuerte de duelo después del nacimiento. Puede sentirse triste en los días festivos, los cumpleaños o inclusive durante un comercial sobre pañales. Permítase descansar y curarse. Pregúntele a su proveedor de atención médica, trabajador social o agencia de adopción acerca de grupos de apoyo o agencias que puedan ayudarla a expresar y aceptar sus sentimientos de tristeza y apoyarla en su decisión.

Citas en la clínica

Se le pedirá que visite a su proveedor de atención médica entre las 2 y las 6 semanas después del parto. En esta cita, es posible que le tomen muestras de sangre y le analicen la orina, y se le hará un exa-men físico, incluido uno pélvico. Si no se le ha realizado un Papanicolau desde hace un año o más tiempo, su proveedor de atención médica le hará uno.

Durante el examen, su proveedor de atención medica comentará las opciones de planificación familiar con usted y responderá a cualquier pregunta que tenga sobre ejercicios y otras actividades físicas.

Tal como se mencionó antes, la mayoría de los proveedores de atención médica recomiendan que no tenga relaciones sexuales vaginales hasta después de su cita en la clínica tras el parto. En caso de que sí las tenga, y si no quiere quedar embarazada nuevamente, debería utilizar un método anticonceptivo. Es posible quedar embarazada luego de un mes después del parto, aunque esté amamantando.

Para la pareja

Su ayuda es crucial durante todo el proceso del nacimiento y puede ser aún más importante después. El nacimiento de un bebé es un momento emocionante y maravilloso para usted y su pareja. No hay nada semejante a la experiencia de dar la bienvenida a una personita a este mundo.

Si ha asistido a clases de parto con su pareja, ya sabe lo que puede hacer durante el trabajo de parto y el nacimiento: ayudar con la respiración, alentar con palabras, dar masajes, sostenerla mientras ella se coloca en la posición para dar a luz al bebé.

Quizá esto le genere algunos nervios. Después de todo, probablemente nunca antes haya estado presente durante un nacimiento. ¿Qué ocurre si se desmaya? ¿Qué ocurre si no puede manejarlo? Es normal estar nervioso. Si tiene miedos graves, hable con su pareja mucho antes de la fecha probable de parto, para tener un plan de respaldo, como un familiar o un amigo que pueda ser un compañero de nacimiento de ser necesario.

Usted y su pareja quizá quieran pensar en la posibilidad de contratar con una profesional de apoyo llamada **doula,** para ayudar con el trabajo de parto. Una doula está capacitada especialmente para ayudar a las mujeres y sus parejas antes, durante y después del nacimiento. La doula no está allí para ocupar su lugar sino más bien para ayudarlos durante este evento importante. Para conocer una lista de doulas en su zona, pregúntele a su educadora para el parto o a su proveedor de atención médica, o consulte los sitios Web que se citan en la página 38.

Su pareja necesitará mucho apoyo después del nacimiento. Se está recuperando físicamente y también necesita apoyo emocional. Puede ser que tenga depresión puerperal (baby blues) y la ayudaría contar con su apoyo. Después del nacimiento puede sacarle el aire al bebé, cambiarle los pañales, darle un baño y demás. Si ella está amamantando, su aliento y apoyo significarán mucho para ella. Usted y su pareja pueden compartir el cuidado del bebé, disfrutando cada pequeña cosa que el bebé hace.

Cosas en las que pensar antes de regresar al hogar*

__ ¿Se siente cómoda sosteniendo a su bebé y cambiándole los pañales?

__ ¿Sabe cuál es la mejor manera de acostar al bebé para dormir?

__ ¿Tiene la información necesaria para bañar a su bebé?

__ ¿Sabe cómo cuidar la circuncisión de su hijo si ha sido circuncidado?

__ Si está amamantando, ¿se siente cómoda con la manera en que su bebé toma del seno y se alimenta?

__ ¿Sabe cómo darse cuenta de si su bebé obtiene la cantidad de leche necesaria?

__ Si lo está alimentando con biberón, ¿su bebé se ha alimentado bien con un biberón?

__ ¿Su bebé ha tenido pañales húmedos y sucios?

__ Si se va del hospital antes de las 48 horas, ¿se ha programado una cita de seguimiento en el hogar?

__ ¿Ha recibido su bebé las vacunas y se le han hecho las pruebas médicas?

__ ¿Sabe cuándo llamar al médico de su bebé?

__ ¿Sabe cómo reconocer la ictericia?

__ ¿Sabe cómo programar la primera cita con el médico de su bebé?

__ ¿Completó todos los papeles para el certificado de nacimiento del bebé y su tarjeta de seguridad social?

__ ¿Tiene un asiento posterior para automóvil para su bebé?

__ ¿Tiene la información necesaria para cuidar de usted, por ejemplo, cómo cuidarse los puntos?

__ ¿Su presión arterial es normal?

__ ¿Ha orinado?

__ ¿Puede caminar sin ayuda?

__ ¿Está comiendo y bebiendo sin ayuda?

__ ¿Sabe cuándo llamar a su médico?

__ ¿Sabe cuándo es seguro tener nuevamente relaciones sexuales?

__ ¿Ha seleccionado un método de anticonceptivo?

__ ¿Sabe cómo programar su cita postnatal con su médico?

__ ¿Tiene ayuda (pareja, familia, amigos, doula para apoyo postnatal) para los primeros días en el hogar?

__ ¿Tiene un número de teléfono para llamar en caso de que quiera hacer preguntas sobre su bebé, el amamantamiento ó usted?

*Adaptado de "Are You Ready to go Home?" [¿Está preparada para irse a su hogar?] de *Your Pregnancy and Birth* [Su embarazo y el nacimiento], 4ta edición, American College of Obstetricians and Gynecologists [Colegio Americano de Obstetras y Ginecólogos].

Para obtener más información

Consulte la lista de recursos al final del capítulo anterior. Consulte también:

Minnesota Parents Know [Los padres de Minnesota saben]
<www.parentsknow.state.mn.us>

Postpartum Support International [Apoyo postnatal internacional] <www.postpartum.net>

PPD Hope <www.ppdhope.com>

MedEd for Postpartum Depression [Educación médica para la depresión postnatal]
<www.mededppd.org>

7 Alimentación del bebé

Su leche materna es la mejor fuente de nutrición para el bebé. Amamantar puede ayudarla a sentirse más cerca de su bebé, y él se sentirá seguro y protegido.

Si bien la mayoría de las mujeres amamantan a sus bebés, algunas eligen no hacerlo y muy pocas no pueden, por razones físicas ó de otro tipo. Con la fórmula preparada, también puede convertir el momento de alimentar al bebé en una experiencia de calidez y amor.

ALGUNAS DE LAS PREGUNTAS CUYA RESPUESTA ESTÁ INCLUIDA EN ESTE CAPÍTULO SON:

- ¿Cuáles son las ventajas de amamantar?
- ¿Con qué frecuencia debo amamantar al bebé?
- ¿Cuáles son las posiciones más cómodas para amamantar?
- ¿Cómo sé si mi bebé está recibiendo suficiente leche?
- ¿Qué debo saber sobre la alimentación con biberón?

Lactancia materna

Amamantar es la manera natural y saludable de alimentar a su bebé. Los estudios demuestran que los bebés que se alimentan con leche materna tienen menos probabilidades de padecer resfriados, infecciones del oído y otras enfermedades. Algunos estudios muestran que amamantar disminuye el riesgo de que el bebé padezca el Síndrome de muerte infantil súbita (SIDS, por sus siglas en inglés) y otros problemas de salud, que incluyen diabetes, alergias, asma y aumento de peso cuando es mayor. La leche materna contiene ácidos grasos que pueden promover el desarrollo saludable del cerebro. La Academia Americana de Pediatría recomienda amamantar a todos los bebés durante el primer año como mínimo.

Las madres también se benefician al amamantar. El cuerpo de la mujer está creado para amamantar y la mayoría lo considera una experiencia satisfactoria. Amamantar ayuda a controlar el sangrado después del parto y disminuye el riesgo de cáncer de seno antes de la menopausia, cáncer de ovarios y osteoporosis. También estimula hormonas en el cuerpo de la mujer que promueven sensaciones de relajación y bienestar. Y finalmente, usar leche materna en lugar de fórmula puede hacer que ahorre $1500 por año.

Amamantar durante algunas semanas (o alternar leche materna y fórmula) es más saludable que no amamantar en absoluto. Muchas mujeres continúan amamantando después de regresar al trabajo. Las bombas sacaleches hacen que sea fácil almacenar leche para el bebé, ya sea que pueda estar con él cada vez que se deba alimentar o no. Algunos estados tienen leyes que protegen el derecho de una mujer a extraerse leche en el trabajo para la alimentación posterior del bebé.

Aunque amamantar es natural, es una habilidad que usted y su bebé deben aprender. Después de todo, ninguno de los dos lo ha hecho antes. Antes de que el bebé nazca, asista a clases de amamantamiento patrocinadas por el hospital local o La Liga de la Leche. Asegúrese de asistir con su pareja u otra persona de compañía. Los dos se beneficiarán con la información y el aliento que le proporcionen.

Después de que nazca su bebé, pueden practicar las habilidades del amamantamiento al permanecer juntos el mayor tiempo posible. Al estar juntos, usted comenzará a comprender los indicios o señales de hambre de su bebé. Asimismo, los estudios han demostrado que el contacto de piel con piel ayuda tanto a la madre como al bebé durante el proceso de amamantamiento. Si las enfermeras del hospital alimentan a su bebé con biberón, no habrá estimulación en sus senos, lo que aumenta las posibilidades de que tenga congestión mamaria y baja producción de leche.

El seno

Sus senos cambiaron mucho durante el embarazo. Se agrandaron y se volvieron más sensibles. Estos cambios fueron provocados por el desarrollo de células productoras de leche y el aumento en el flujo sanguíneo a los senos. Si tiene piel clara, podrá ver venas azules en sus senos en este momento. Sus pezones probablemente se han agrandado mucho y están más oscuros, y pueden haber aparecido algunos bultos en el área oscura alrededor del pezón. Estos bultos son en realidad glándulas pequeñas que ayudan a que los pezones se mantengan suaves y estén protegidos de bacterias mientras está amamantando. El jabón puede destruir este efecto protector, por lo que debe lavarse los senos solamente con agua tibia cuando se baña.

Algunas mujeres tienen una pequeña pérdida de leche de los senos durante los últimos meses del embarazo. Esta leche espesa y amarillenta, **calostro,** es el primer alimento que tendrá su bebé. Sus senos la están produciendo, aunque usted no la vea antes de que su bebé nazca.

Después de que nazca el bebé, sus senos producirán calostro durante varios días. El calostro le ofrece muchas ventajas al recién nacido, como por ejemplo, protección contra muchas enfermedades. También ayuda al bebé a eliminar el **meconio,** que es la primera defecación de color negro, como alquitrán.

La leche se genera en células especiales del seno y se libera a través del pezón. Una hormona especial, denominada oxitocina, provoca la secreción de la leche. Este efecto se llama **reflejo de descenso.** A los dos ó cuatro días del nacimiento del bebé, comenzará a sentir que sus senos están llenos y más pesados, a medida que aumenta la producción de leche. Si amamanta al bebé con frecuencia evitará que sus senos se llenen demasiado (esto se conoce comúnmente como congestión mamaria).

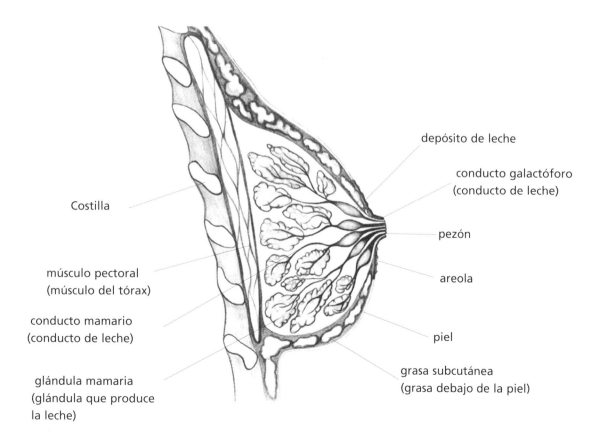

Costilla

músculo pectoral
(músculo del tórax)

conducto mamario
(conducto de leche)

glándula mamaria
(glándula que produce
la leche)

depósito de leche

conducto galactóforo
(conducto de leche)

pezón

areola

piel

grasa subcutánea
(grasa debajo de la piel)

Cómo empezar

La mayoría de los bebés pueden tomar el seno para alimentarse al nacer, pero a veces necesitan una pequeña ayuda para empezar. Su bebé puede no estar interesado al principio. Y está bien. Puede empezar abrazando y teniendo al bebé cerca del seno y permitiéndole lamer o tocar el pezón. El contacto piel con piel es una manera increíble de pasar tiempo con su bebé. También es una actividad maravillosa para su pareja y el bebé. Ayudará a que su bebé esté preparado para el amamantamiento.

Para comenzar con la lactancia, existen varios pasos que pueden serle útiles:

- **Busque estar cómoda.** Una silla acolchada puede ser más cómoda que la cama del hospital. Tenga a mano muchas almohadas.

- **Sostenga al bebé de manera que su vientre esté en contacto con la suya.** Use almohadas para apoyar sus brazos en una posición cómoda. Siéntese con la espalda recta. Acerque al bebé a su seno en lugar de acercar el seno al bebé.

- **Ofrézcale el seno al bebé.** Para sostener el seno, normalmente debe colocar su pulgar en la parte superior y los dedos debajo, de manera que la mano forme una letra "C", bien atrás de la areola. La palma de la mano quedará debajo del seno.

- **Acerque al bebé hacia su cuerpo.** Recuerde mantener la posición de la vientre del bebé contra la suya.

- **Ayude al bebé a abrir la boca.** Frote suavemente su pezón contra el labio inferior del bebé. Si usted abre su boca y dice "ah", su bebé aprenderá a imitarla.

- **Mueva rápidamente al bebé hasta acercarlo hacia el seno.** Repita este paso hasta que el bebé tome el pezón y comience a succionar. No se incline hacia el bebé. Asegúrese de que la nariz, el pecho y las rodillas del bebé estén en contacto con usted.

- **La boca del bebé debe estar bien abierta sobre el seno.** Debe sentir un tirón fuerte cuando el bebé succiona. No debe sentir dolor. Pida a su enfermera o a su pareja que controlen atentamente si el labio inferior del bebé está hacia afuera. El labio inferior debería estar en la areola, a una distancia mínima de media pulgada desde la base del pezón.

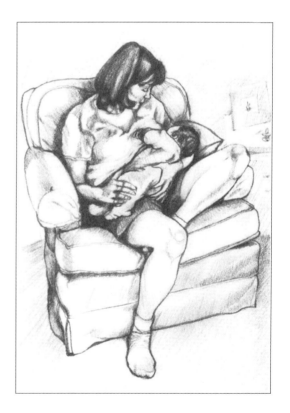

Para comenzar a amamantar, busque una posición cómoda para usted y su bebé, con la espalda y los brazos apoyados. Flexionar las piernas sobre una silla o usar un escabel puede ser de gran ayuda.

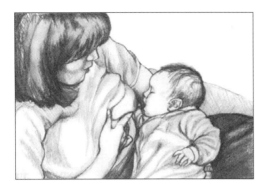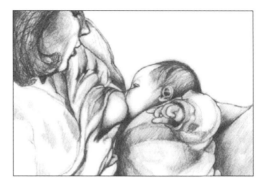

Use su mano libre para rodear parcialmente su seno y orientarlo hasta la boca del bebé. Asegúrese de acercar bien el bebé al seno.

- **Separe al bebé del seno si no se agarró al pezón correctamente.** Los signos que indican que el bebé no se agarró al pezón correctamente son: poca o ninguna succión, sonidos de chasquido, labios que están demasiado juntos, formación de hoyuelos en las mejillas con cada succión, visibilidad de gran parte de la areola y dolor en el pezón que no disminuye con la succión del bebé.

- **Esté atenta a cuando el bebé traga.** Después de unos minutos, comenzará a escuchar cuando el bebé traga. Esto significa que hay secreción de leche o que la leche sale. Para favorecer la secreción de leche, relájese e imagine que la leche fluye hasta llegar al bebé; también puede hablarle al bebé o cantarle. Los primeros días después del nacimiento tal vez su bebé necesite succionar varias veces antes de tragar.

- **Interrumpa la succión con cuidado para retirar al bebé del seno.** Nunca separe al bebé del seno sin interrumpir primero la succión. Coloque un dedo en la comisura de la boca del bebé, entre sus encías e interrumpa lentamente la succión.

Posiciones para la lactancia

Existen varias posiciones para amamantar. Pruebe
varias hasta encontrar la que sea más cómoda
para usted y el bebé. Algunos bebés y sus madres
preferirán una posición con respecto a otras.

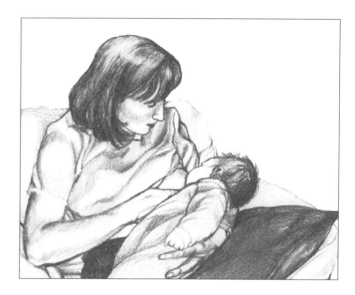

Posición de acunado en brazos

Ésta es la posición clásica para el amamantamiento. En esta postura, puede acunar la cabeza
del bebé en el ángulo del brazo, en el mismo lado
del seno. Si el bebé se está alimentando del seno
izquierdo, su cabeza descansará en el ángulo de su
brazo izquierdo.

Use la otra mano para levantar el seno y rodee
parcialmente al pezón con el pulgar en la parte
de arriba y el resto de los dedos debajo del seno.
Toque el labio del bebé o el costado de la boca
con el pezón para que abra la boca hacia donde
está el seno. Acerque la cabeza del bebé al seno
moviendo hacia adentro el brazo que tiene
flexionado (no se incline hacia el bebé; esto le
puede causar dolor de espalda).

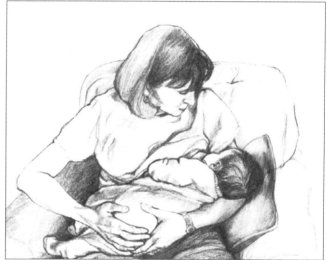

Posición de cuna cruzada

En esta posición, usted sostiene el cuello y la parte posterior de la cabeza del bebé con la mano contraria al seno que está utilizando, mientras el cuerpo del bebé está atravesado sobre su cuerpo. Si el bebé se está amamantando del seno izquierdo, su mano derecha sostendrá la cabeza del niño y los pies del bebé estarán sobre su lado derecho.

Coloque la cara del bebé frente al seno y use su mano libre para sostenerlo. Coloque su pulgar ligeramente a un lado, a poco más de una pulgada del pezón, y su dedo índice en el lado contrario al pulgar. Toque el labio del bebé o el costado de la boca con el pezón para que abra la boca hacia donde está el seno. Luego, mueva la cabeza del bebé hacia usted hasta que comience a succionar.

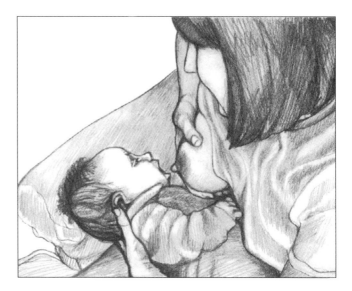

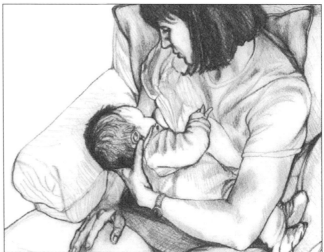

Posición de pelota de fútbol americano

La posición de fútbol americano mantiene el peso del bebé lejos del abdomen de la madre, que es especialmente adecuado después de un parto por cesárea. Coloque al bebé mirando hacia usted y sostenga todo su cuerpo, incluso la parte posterior del cuello y la cabeza, con la mano que corresponde al lado del seno donde se está amamantando. Si el bebé se está amamantando del seno izquierdo, su mano izquierda debe sostener al bebé mientras las nalgas del bebé están apoyadas en la cama o la silla en la que está sentada, y los pies del bebé apuntan hacia el respaldo de la cama o la silla.

Use la mano contraria para levantar el seno, con el dedo pulgar en la parte superior del pezón y el dedo índice debajo. Toque el labio del bebé con el pezón para que abra la boca hacia el seno. Luego, mueva la cabeza del bebé hacia usted hasta que comience a succionar.

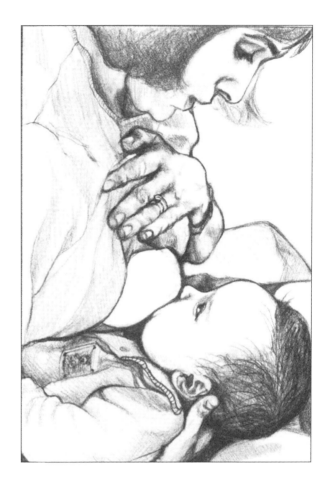

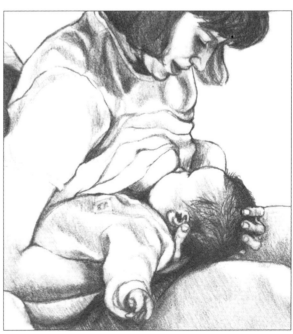

Posición de costado

Recuéstese sobre un lado y coloque al bebé en ese mismo lado para que la cara del bebé esté en dirección al seno. Si está recostada sobre su lado izquierdo, el bebé estará recostado sobre su lado derecho. Coloque el brazo izquierdo debajo del bebé de manera que lo sostenga cerca de usted. Tal vez necesite colocar una almohada debajo del bebé para que los dos estén más cómodos.

Use la mano contraria para levantar el seno, con el dedo pulgar en la parte superior del pezón y el dedo índice debajo. Toque el labio del bebé con el pezón para que abra la boca hacia el seno. Luego, mueva la cabeza del bebé hacia usted hasta que comience a succionar.

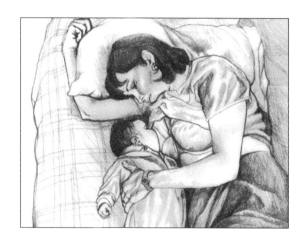

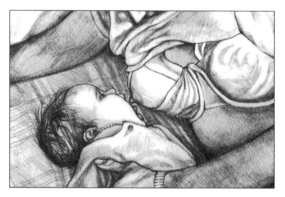

Cómo amamantar a gemelos

Si tiene gemelos, en ocasiones puede amamantar-
los al mismo tiempo. Puede hacerlo más fácilmente con la posición de pelota de fútbol
americano, acunado en brazos, o una combinación de ambas. La parte más complicada de
amamantar a dos bebés al mismo tiempo es que
cada uno comience a succionar de cada seno. Tal
vez necesite ayuda durante las primeras semanas.

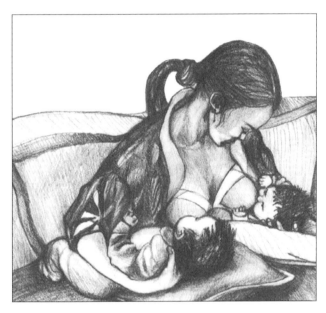 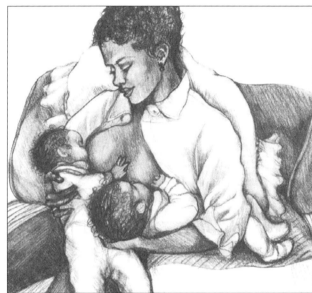

Con qué frecuencia debe amamantar al bebé

Especialmente al principio, su bebé debe estar a cargo de la frecuencia y la duración del amamantamiento. A medida que el bebé crezca y su producción de leche aumente, el bebé tomará más leche cada vez que se alimente y se alimentará de forma más espaciada cada vez.

Un recién nacido normalmente se alimenta de 8 a 12 veces en 24 horas, o aproximadamente cada 1½ horas a 3 horas por día. Al igual que los adultos, los bebés necesitan alimentarse cuando tienen hambre, y podría suceder que no tengan hambre en hora-rios previsibles. Algunos bebés agrupan diversas tomas y luego esperan algún tiempo antes de volver a alimentarse. Esto se llama "amamantamiento agrupado".

Es importante observar al bebé para detectar los signos de hambre. Si su bebé se succiona los dedos, hace movimientos con la boca, o gira hacia el seno cuando lo cargan, el bebé está pidiendo que lo alimenten. Si no se lo alimenta, el bebé comenzará a llorar. El llanto es un signo tardío del hambre.

Algunos bebés no piden que se los alimente con la frecuencia debida. Si su bebé no come como mínimo 8 veces durante un período de 24 horas, es recomendable que intente amamantarlo más veces, aunque no muestre signos de hambre.

Al principio, su hijo se quedará dormido mientras lo amamanta, dormitará unos minutos y luego despertará para succionar un poco más. Puede ayudar al bebé a despertarse estimulándole los pies, la espalda o las piernas. Siempre permita que el bebé termine el primer seno.

Cuando suelte el pezón, o se haya dormido, observe si el bebé desea eructar y luego ofrézcale el otro seno. Algunos bebes quedan satisfechos con un solo seno. Esto es perfectamente normal. La próxima vez que lo alimente, comience con el otro seno.

Los bebés recién nacidos tienden a alimentarse con más frecuencia de la que esperan sus padres. Los amamantamientos frecuentes y prolongados (de 10 a 30 minutos) durante los primeros días aumentan la secreción de leche, estimulan el sistema inmunitario del bebé, ayudan a que el bebé aumente de peso más rápido, reducen el riesgo de ictericia y disminuyen el riesgo de congestión mamaria. Hace muchos años, se aconsejaba a las madres que amamantaran no más de algunos minutos de cada seno para evitar heridas y grietas en los pezones. En la actualidad sabemos que los pezones lastimados no son consecuencia de las sesiones prolongadas de alimentación, sino de que el bebé se agarra incorrectamente al pezón.

A las 6 semanas de vida, muchos bebés se alimentan cada 2 ó 3 horas; a veces agrupan varias tomas por la tarde y duermen más horas en la noche. Si su hijo de 6 semanas se alimenta más durante la noche, tal vez prefiera intentar despertarlo varias veces durante el día para que coma. Después de un tiempo, su horario de alimentación cambiará. Durante los próximos meses, es probable que el bebé se despierte al menos una vez durante la noche para alimentarse. Esto es perfectamente normal.

Además de la succión fuerte que usan para extraer la leche, algunos bebés succionan con más suavidad para satisfacer una necesidad básica de bienestar y cercanía con la madre. Si tanto usted como su hijo disfrutan de esta sensación, está bien permitir que este tipo de succión continúe. Sin embargo, si se lastiman los pezones, tal vez sea conveniente limitar la "succión para calmar la ansiedad" hasta que cicatricen.

Cómo sacar el aire de su bebé

Mientras el bebé se alimenta o cuando llora, es probable que trague un poco de aire. Esto puede hacerlo sentirse incómodo, por lo que es recomendable sacarle el aire cada vez que cambia de seno durante el amamantamiento y, de nuevo, cuando haya terminado.

No se preocupe si el bebé no eructa. Los bebés que se alimentan con leche materna tienden a tragar menos aire que los bebés que se alimentan con biberón, por lo que es probable que no necesite sacarle el aire con tanta frecuencia, especialmente durante los primeros días.

La posición más común es sostener al bebé en posición vertical sobre su hombro mientras le golpea suavemente la espalda. Tal vez esta sea la posición más cómoda y natural, pero existen otras que también puede probar:

- Siente al bebé sobre su regazo mientras mira hacia un costado. Sostenga la cabeza del bebé con una mano debajo de la mandíbula mientras le da palmaditas suaves o le frota suavemente la parte baja de la espalda.

- Recueste al bebé sobre su estómago, atravesado sobre sus rodillas, y dele golpecitos suaves o frote suavemente su espalda.

Es probable que el bebé eructe un poco de leche junto con el aire. Esto no es para preocuparse. Sin embargo, es posible que el bebé vomite casi toda la leche que haya tomado en lugar de un poquito. Si esto se repite, o si el bebé vomita con fuerza, debe llamar al proveedor de atención médica, especialmente si el bebé además tiene fiebre.

Cómo saber si el bebé recibe suficiente leche

Cuando el bebé tiene aproximadamente una semana de vida, utilice esta lista de verificación para asegurarse de que recibe suficiente leche:

___ Amamanta a su bebé al menos entre 8 y 12 veces cada 24 horas.

___ Puede escuchar que el bebé traga al amamantarlo.

___ Sus senos están más llenos antes de amamantar y más suaves después de hacerlo.

___ El bebé necesita que le cambien el pañal al menos 6 veces cada 24 horas.

___ El bebé produce al menos 3 deposiciones de color amarillento del tamaño de una moneda de 25 centavos o más grandes cada 24 horas.

___ El bebé está satisfecho por un tiempo entre algunas de las veces que se lo amamanta.

___ El bebé aumenta de peso. Si tiene alguna duda, llame al proveedor de atención médica del bebé para que lo pese.

___ El bebé se encuentra alerta y receptivo durante los períodos en que está despierto.

La lactancia funciona por oferta y demanda. Si alimenta al bebé siempre que éste lo desee, normalmente entre 8 y 12 veces cada 24 horas, usted producirá la cantidad de leche suficiente.

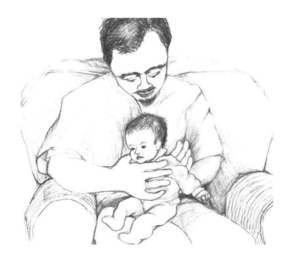

Puede sacar el aire del bebé al sentarlo sobre su falda, de costado, y frotarle la espalda o darle golpecitos suaves.

Si intenta amamantarlo con horarios rígidos o limitar el tiempo que el bebé pasa alimentándose, disminuirá su producción de leche. Para producir más leche, amamante al bebé con frecuencia y permítale alimentarse durante el tiempo que el bebé desee.

A medida que crezca, el bebé necesitará más leche. Habrá días en que sentirá que lo único que hace es amamantar al bebé. Las etapas de mayor crecimiento se dan entre la segunda y la tercera semana, la sexta semana, los 3 meses y los 6 meses. Durante estos períodos, es probable que el bebé parezca no estar satisfecho. Es posible que usted sienta que ha perdido la leche o que su leche no es suficiente. Casi todas las mamás que están amamantando experimentan esto. Sólo

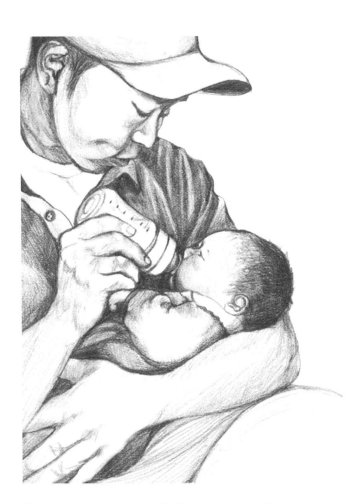

Es importante sostener al bebé mientras lo alimenta, ya sea si lo amamanta o le da el biberón.

debe amamantar al bebé por más tiempo y con mayor frecuencia, y después de un día o dos producirá más leche. Una buena nutrición, junto con la mayor cantidad de descanso posible, harán que usted se mantenga sana y que su leche sea saludable.

Si considera que su bebé no recibe la cantidad suficiente de leche en su primera semana, llame a su proveedor de atención médica, su consultora en lactancia o a la Liga de la Leche.

Alimentación con biberón

La leche materna es el mejor alimento para los bebés, pero existen fórmulas preparadas para bebés desarrolladas para proporcionar nutrición a aquéllos que toman poca leche materna o no la toman.

Los bebés de menos de un año deben alimentarse con fórmula enriquecida con hierro, no con leche común de vaca. Consulte al proveedor de atención médica del bebé sobre el tipo de fórmula que debe utilizar.

Las fórmulas en polvo o líquidas concentradas deben mezclarse con agua. Si tiene agua de red en su casa, use el agua de la llave para que el bebé adquiera suficiente flúor y demás minerales. Si el agua es clorada, tal vez no necesite hervirla antes de usarla. Si tiene agua de pozo, un laboratorio certificado deberá hacerle una prueba para garantizar que no es perjudicial beberla, que contenga suficiente flúor y que no contenga nitratos. Si elige mezclar una fórmula en polvo o líquida concentrada con agua embotellada, verifique primero la fuente y la calidad del agua (gran parte del agua embotellada proviene de pozos). Como el agua de pozo, el agua embotellada debe contener flúor (un nutriente fundamental) y no debe contener nitratos. Si usa un filtro de agua en su casa, verifique con el fabricante que el filtro no elimine el flúor del agua.

Existen distintas variedades de biberones y tetinas en el mercado. Una tetina regular proporciona suficiente leche y es fácil de succionar para el bebé. Sin embargo, en ocasiones el flujo de leche es demasiado rápido con estas tetinas y el bebé no puede tragar a esa velocidad. Si esto sucede, intente ajustar el aro que rodea la tetina para disminuir el flujo. A veces, encontrar la tetina adecuada es un proceso de ensayo y error, y lo que funciona para su bebé quizás no funcione para el bebé de su hermana o de su vecina.

Para la pareja

Si la madre del bebé está amamantando, tal vez usted piense que no tiene mucho para hacer. Para algunos padres, esto es un alivio; otros sienten que no son parte de esos momentos especiales.

Asegúrese de asistir a una clase sobre lactancia con su pareja. Si está bien informado sobre la alimentación del lactante, usted podrá apoyar mejor a su pareja. Si bien es cierto que usted no puede amamantar al bebé, puede tener un papel activo en su alimentación. Así como los abrazos y el contacto piel con piel es bueno para las mamás y los bebés, también es bueno para los papás o las parejas de las mamás y los bebés. Usted puede ser quien levante al bebé cuando llora en mitad de la noche, le cambie el pañal y lo lleve hasta su mamá para que lo amamante. Esto contribuye a que la mamá que amamanta pueda dormir un poco más. También puede acunar, cargar o sacar el aire del bebé después de que se alimente. O simplemente puede disfrutar ese momento maravilloso. Dígale a su pareja qué orgulloso se siente de ella y apóyela en los cuidados del bebé.

Tal vez esté un poco celoso o molesto al ver los senos de su pareja de una forma totalmente distinta a la que está acostumbrado; o tal vez lo excite. Es normal sentirse así. Tal vez le ayude hablar del tema con su pareja o con otra persona.

Para obtener más información

Nursing Mother, Working Mother [Madre que amamanta, madre que trabaja] por Gayle Pryor

The Nursing Mother's Companion [El compañero de la madre que trabaja] por Kathleen Huggins

The Nursing Mother's Herbal [El herbario de la madre lactante] por Sheila Humphrey

El arte femenino de amamantar por La Liga de la Leche

Breastfeeding.com <www.breastfeeding.com>

La Liga de la Leche <www.lalecheleague.org>
1-847-519-7730

Medela, Inc. (productos para amamantamiento)
<www.medela.com>
1-800-435-8316

Ameda (bombas sacaleche) <www.ameda.com>
1-800-323-4060